PAROLES MÉDICALES

D'UN EMPIRIQUE

AUTREFOIS POITRINAIRE

OU

TOUTE LA VÉRITÉ, RIEN QUE LA VÉRITÉ

SUR LES MOYENS PRÉSERVATIFS ET CURATIFS RADICAUX

DE LA MALADIE DE POITRINE DITE PHTHISIE PULMONAIRE
TUBERCULEUSE, AIGUE ET CHRONIQUE

Suivies de la profession de foi de l'immortel Bordeu
sur la thériaque d'Andromaque

PAR UN JURISCONSULTE

Les malades guérissent quelquefois sans médecin, mais ne
guérissent pas pour cela sans médecine.   HIPPOCR.

Indocti discant et ament meminisse periti.

Credidi, propter quod locutus sum. Si consistant adversum
me castra non timebit cor meum.   *Lib. Psalm.*

EN VENTE :

CHEZ HENRI PLON, IMPRIMEUR-ÉDITEUR,
8, rue Garancière, à Paris,

ET LES PRINCIPAUX LIBRAIRES.

Tous droits quelconques réservés en France et à l'étranger.

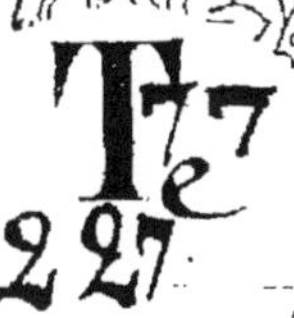

PAROLES MÉDICALES

D'UN EMPIRIQUE

AUTREFOIS POITRINAIRE.

Paris. — Typographie de Henri Plon, imprimeur de l'Empereur,
rue Garancière, 8.

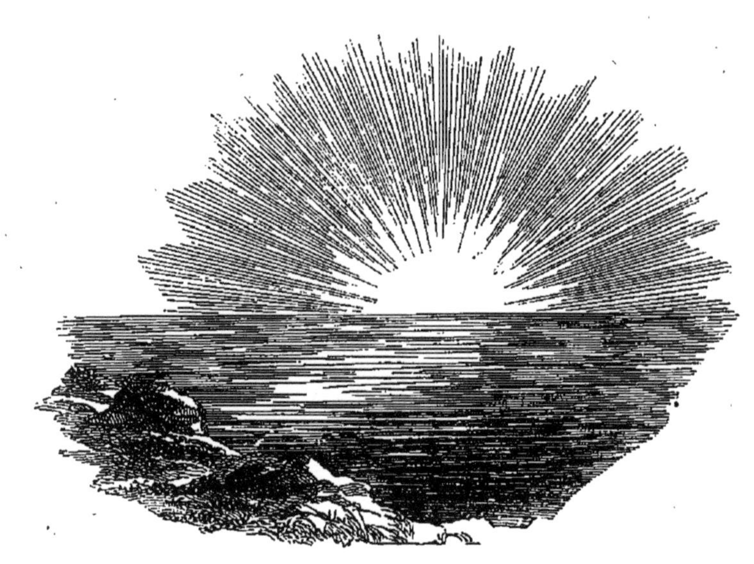

PAROLES MÉDICALES

D'UN EMPIRIQUE

AUTREFOIS POITRINAIRE

OU

TOUTE LA VÉRITÉ, RIEN QUE LA VÉRITÉ

SUR LES MOYENS PRÉSERVATIFS ET CURATIFS RADICAUX

DE LA MALADIE DE POITRINE DITE PHTHISIE PULMONAIRE
TUBERCULEUSE, AIGUE ET CHRONIQUE

Suivies de la profession de foi de l'immortel Bordeu
sur la thériaque d'Andromaque

PAR UN JURISCONSULTE

Les malades guérissent quelquefois sans médecin, mais ne
guérissent pas pour cela sans médecine.   HIPPOCR.

Indocti discant et ament meminisse periti.

Credidi, propter quod locutus sum. Si consistant adversum
me castra non timebit cor meum.   *Lib Psalm.*

———————✦———————

EN VENTE :

CHEZ HENRI PLON, IMPRIMEUR-ÉDITEUR,
8, rue Garancière, à Paris;

CHEZ L'AUTEUR, A AVESNES-SUR-HELPE (NORD),
92, rue de la Sous-Préfecture.

AVERTISSEMENT.

Ce que vaut au juste l'esprit médical,
les sentiments qui animent bon nombre
des membres de ce grand corps scientifique, et ce que le public des malades est
en droit d'attendre pour le soulagement de
ses maux d'une classe d'hommes qui depuis longtemps s'est jugée elle - même,
sont choses trop connues pour que nous
prenions un malin plaisir, comme d'autres [1] ont paru le faire , à calomnier de

[1] « Entre autres écrivains, les plus célèbres sont
Montaigne, Molière, J. J. Rousseau, Boileau et Bernardin de Saint-Pierre, qui depuis parut néanmoins
en témoigner du regret, car il dit quelque part :
« Si j'avais à faire une nouvelle édition de mes ou-
» vrages, j'adoucirais ce que j'ai écrit sur les méde-
» cins ; il n'y a pas d'état qui demande autant d'études

nouveau une science dont les difficultés, à raison de son obscurité, auraient cependant dû commander la réserve et la retenue à l'égard de ses dépositaires.

Au surplus, ce procédé nous siérait mal, à nous encore à qui d'aucuns ne seront pas déjà sans faire un crime d'usurper les droits et de nous mêler, ne fût-ce que théoriquement, du métier d'autrui, car nous sommes empirique [1], et n'appartenant, en cette qualité, à aucune école, nous ne pouvons, on le sent, avoir rien de commun avec les disciples gardiens du feu sacré des autels d'Épidaure dont il ne nous a jamais été permis d'approcher.

» que le leur, par tous pays ce sont les hommes le » plus véritablement savants *. »

[1] La science se donne aussi le nom d'empirisme, mais d'empirisme *éclairé*, qui raisonne; mais après tout, qui dit empirisme dit expérience et expérimentation tout à la fois.

* Pour avoir été trop mordant et trop injuste à leur égard, Bernardin de Saint-Pierre finit par tomber évidemment ici dans l'exagération.

Mais, bien que nous nous soyons vu forcé de nous en tenir constamment éloigné, est-ce à dire que nous soyons condamné à garder un éternel silence ? Nullement.

Inspiré par un sentiment que nous préférons taire, parce qu'il se révélera assez pour les hommes de bonne foi qui pourront nous lire, nous ne devons pas et nous ne voulons pas mourir, quelque chose d'intime nous le commande, sans faire entendre des paroles [1] dont nous laisserons

[1] Quant au cachet dont certaines de nos idées sont empreintes et qui tendrait à offusquer certains esprits pour qui, parmi tant d'autres, nous n'écrivons pas à ce point de vue, si, sévère de tout temps pour nous-même, mais indulgent pour autrui, nous avons toujours, au milieu de tant de ruines morales, professé le plus grand respect pour la liberté des croyances et des convictions honnêtes, nous croyons par là même avoir acquis le droit de professer les nôtres et d'espérer en la tolérance d'autrui, croire, aimer, connaître, ces fermes fondements d'un plus haut espoir nous tenant au surplus lieu de tout le reste, et nous nous contenterons d'objecter que nous ne nous faisons pas moins gloire que tant d'autres, c'est aussi notre droit, d'être libre penseur.

le jugement plutôt encore à ceux qui viendront après nous qu'à ceux qui sont présents. Ces paroles, nous aurions pu les proférer il y a trente ans, après notre guérison, c'est-à-dire après le triomphe de l'empirisme sur la mort; si nous les proférons trente ans plus tard, il suffira que nous l'ayons fait encore assez à temps (nous n'avons point en effet troublé ni la cendre des morts ni la paix des tombeaux). Il suffira si tôt ou tard, comme nous en avons le ferme espoir, elles doivent n'en avoir que plus de poids et peser dans la balance pour augmenter la somme du bien en diminuant celle des maux [1]. Si la plai-

[1] Nous espérons confirmer l'éclatante vérité pour le triomphe de laquelle nous consacrons les dernières années de notre vie à combattre par des applications de notre méthode de nature à répandre une lumière si vive qu'il ne sera plus possible d'y résister ni de l'obscurcir, que le doute sera désormais impossible, quel que soit le genre de passion qu'on s'obstine à vouloir y mettre, et si nous dévoilons un jour les trois choses *naturelles* dont nous parlerons dans le cours de cet opuscule, comme spécifiques de la

santerie, au bord de la tombe, est indé-
cente, comme on l'a dit, le mensonge
serait coupable. Non, on ne ment pas de
gaieté de cœur à soixante ans à la face des
sociétés à qui on adresse de telles paroles ;
on ne ment pas à cet âge à la face de
ceux de leurs membres qui sont véritablement dignes du nom d'hommes sérieux,
pas plus qu'on ne le doit même en face
de-beaucoup d'autres qu'on se plaît trop
ordinairement à décorer du même nom ,
moins encore en face de ceux des érudits
qui prennent pour d'irréfragables vérités
ces théories nébuleuses et sans fin émises
à la faveur d'un nom scientifique ou du
professorat et leurs auteurs pour des ora-
cles ; elles s'adressent encore, ces paroles,
à la masse de ce public , sensé par-dessus

phthisie, c'est qu'il nous serait accordé de les expé-
rimenter publiquement, et dans tous les cas, si ce
vœu venait à ne pas se réaliser de notre vivant, nous
espérons encore que notre bien-aimé fils pourrait tôt
ou tard nous succéder dans notre tâche, pour laquelle
il ne nous paraîtrait pas impropre.

tout, qui, pouvant avoir légitimement
acquis d'une coterie aussi ignorante que
solennelle le droit de dédaigner à son tour
sa morgue accoutumée sous une trompeuse
hermine, a toujours eu assez d'intelligence
et de jugement pour se dire qu'avant qu'il
y eût une science formulée par des théories médicales dont le plus grand nombre
n'a servi qu'à désoler le monde et à faire
des martyrs; — qu'avant la naissance de
l'école anatomique, avant les nombreuses
et grandes découvertes de la chimie qui
durent dès lors en faire une science; —
enfin qu'avant la découverte par Harvey
de la circulation du sang, qui date presque
de nos jours; — qu'avant tout cela il fal-
lait qu'il y eût un art de guérir et des
guérisseurs ou l'empirisme, qu'exercèrent
d'abord en effet, dans la simplicité des
premiers temps, des empiriques, rois,
poëtes, héros et prêtres, tous dignes du
nom de médecins *philanthropes*, et qu'apparemment la mort, alors que tout l'art

reposait sur la seule expérimentation, ne faisait pas plus de ravages que de nos jours, parce que sans doute, en prodiguant leurs soins, outre l'esprit de désintéressement dont ils étaient animés, ils se tenaient plus près de la nature qu'on ne l'a fait depuis. Enfin nous élevons la voix du fond de nos entrailles en faveur de cette foule de victimes aux traits cadavéreux, à la figure hâve et triste, morne et silencieuse, qui, à quelque degré qu'elle se trouve placée de l'échelle sociale, légalement condamnée à s'avancer d'un pas plus ou moins pressé mais sûr vers la tombe, semble, au nom de l'humanité, mettre la science, si infatuée d'elle-même, en demeure de sortir de l'ornière et de la routine, pour la tirer du bourbier et de l'abîme où elle paraît vouloir, de par ses lois et principes, les condamner à son tour à demeurer éternellement plongés.

Enfants perdus de l'orgueil et voltairiens par principes, les plus fameux interprètes de cette science n'ont su, pour la plupart, que la vilipender en maugréant, et n'ont laissé pour tout héritage à leurs successeurs, avec le bonnet et le ton doctoral traditionnels, que le doute et même la négation, et à la suite de ce triste bagage la fatuité et l'ignorance.

Mettant tout à leurs pieds et ne voulant rien voir au delà ni au-dessus d'elles, ces fières mais trop communes intelligences, prenant leur mission en dégoût, ont été réduites à reconnaître et à confesser leur impuissance et leur inanité dans un langage qu'on aurait peine à croire, mais qu'elles n'auraient certainement pas tenu si elles avaient été uniquement et véritablement dirigées par l'amour de l'humanité, dont elles auraient servi sûrement les intérêts, si de plus elles s'étaient bornées à envisager froidement et noblement la science et ses difficultés avec la haute mission qu'elle leur conférait d'un œil simple et indifférent, suivant cette parole de l'oracle de la Sagesse que « tout est vain sous le soleil ».

Parmi tant et de si grands génies, entendez les voix éclatantes et lugubres de quelques-uns, faites comme pour rappeler au genre humain sa bassesse avec le néant de son origine et résonnant comme un glas funèbre universel, le confirmer dans la mort [1]. Écoutez parmi eux celui d'une nation voisine pour qui ses compatriotes rêvèrent un moment le titre d'Hippocrate anglais, écoutez Sydenham : « Qui dit médecine dit doute, erreur partout, guerre aux malades, s'écrie-t-il, désespoir et mort ! »

Suivant Boërhaave, si renommé au siècle dernier que, du fond de l'Asie, des bords du Gange et de l'Inde, s'il faut en croire l'histoire, on lui écrivait : A Boërhaave en Europe. — Boërhaave n'hésite pas à proclamer que, « somme toute, la médecine n'a été que le fléau de l'humanité ».

[1] Statutum est, moriemini.

Un troisième, à son tour, l'illustre Bichat, si nous avons bonne mémoire, brillant météore, trop tôt disparu de l'horizon, qui projeta des rayons si lumineux qu'il éclipsa peut-être tout ce qui l'avait devancé, en même temps qu'il parut comme un flambeau de l'avenir pour en éclairer la marche, Bichat se moque de la science, qu'il ravale en ces termes : « Loin que la médecine soit une science, elle n'est qu'un jargon et ne mérite que le nom de chaos dont elle est le véritable type, ni plus ni moins. » Nous analysons et nous abrégeons des souvenirs de plus de trente ans; et il ajoute : « Sa pratique, plus que rebutante, est, à certains égards, indigne d'un homme raisonnable. »

Pour Broussais [1], le célèbre tueur d'hommes, pédagogue malheureusement

---

[1] L'auteur du physiologisme, homme des plus incomplets, souvent absurde, à idées étroites de systématisation, homme des camps du reste, détracteur de la médecine morale.

tout et trop puissant encore aujourd'hui, bien qu'il ne soit plus : « Médecine, astrologie, superstition et charlatanisme de toutes sortes », tous ces mots sont synonymes.

Et de nos jours, à combien d'autres, de leur propre aveu, n'apparaît-elle pas encore tous les jours sous le voile de la déception, de l'absurdité et du mensonge !

Pauvres fous, plus à plaindre qu'à blâmer, à qui le Ciel dans sa justice [1], et pour châtiment, a envoyé l'esprit de vertige qui les a perdus et qui les perd encore tous les jours : *Quos vult perdere Deus dementat prius!*

En faut-il davantage pour démontrer (qui oserait le nier, à moins de leur appartenir de près ou de loin ?) que tous ces hommes à qui un insensé vulgaire de toutes les tailles et de tous les rangs prodiguait follement un encens qui n'est dû qu'à la divinité, n'ont cherché qu'à faire

[1] Nunquam dii irascunt. Ciger., *De naturâ deorum.*

du bruit autour d'eux, courant après un fantôme de gloire et de renommée auxquelles leurs œuvres mêmes n'ont pu survivre ?

Édifiés aujourd'hui, renversés le lendemain, leurs systèmes n'ont été qu'éphémères. L'unité de doctrine leur manquant, leurs auteurs n'ont pu fonder rien de solide ni de durable, et cette belle figure du prophète s'est trouvée vérifiée une fois de plus : *Ecce confidis super baculum arundineum confractum istum,* en attendant qu'elle fût confirmée plus tard par celui qui, étant la vérité même, devait prédire la ruine de tout royaume divisé contre lui-même.

Aussi n'ont-ils été capables que d'altérer la confiance qu'ils étaient pourtant, comme leurs successeurs, naturellement appelés à inspirer, et c'est encore à eux, comme à tant d'autres, que s'applique cette divine parole : « Ils ont reçu leur récompense, et ils ont été payés selon

leurs mérites; mais quelle récompense ?
Triste et vaine, aussi vaine que leurs
désirs. »

En résumé, toutes les autres sciences
ont marché jusqu'au siècle où nous
sommes; la médecine seule, entendons-
nous dire tous les jours avec raison, n'a
fait aucun progrès. On pourrait parler
plus juste en disant qu'elle-même aussi a
marché, mais à reculons.

Tout ceci soit dit néanmoins sans que
nous permettions qu'on puisse en inférer
de notre part même l'intention de provoquer le manque d'égards et de respect,
encore moins le mépris, envers une cor-
poration qui a compté et qui comptera
toujours parmi elle des membres qui, par
la pureté de leurs convictions, la droiture
de leur conscience, le désintéressement et
la modestie, compagne toujours insépa-
rable du vrai savoir, se sont montrés dans
tous les temps dignes de l'estime et de
la considération publique dans l'exercice

d'une profession qui, loin de mériter le blâme que lui ont infligé des esprits égarés, n'est certes pas plus indigne que tant d'autres d'une qualification honorable, soit qu'on l'appelle art ou science.

PAROLES MÉDICALES

D'UN EMPIRIQUE

AUTREFOIS POITRINAIRE.

Odi profanum vulgus et arceo.
Hor.
Nosce te ipsum et tu verè medicus eris.
Ethica præc.

Que n'a-t-on pas écrit depuis Richard Morton et Laënnec [1] jusqu'à présent sur la phthisie pulmonaire *tuberculeuse*, nous disons celle qui est généralement reconnue pour être l'espèce la plus commune [2]? Que n'écrit-on pas encore tous les jours? La science, la médecine pratique surtout, y a-t-elle gagné quelque chose, fait quel-

[1] Mort poitrinaire, dit-on, en 1826, médecin en chef de l'hôpital Necker. S'il est vrai, d'après l'article de sa biographie, qu'il se soit occupé avec le plus grand succès des maladies de poitrine, d'où vient que la science n'ait pas mis à profit ses leçons?

[2] La médecine en admet de six espèces.

que conquête nouvelle et marquante ? Non.
Cette maladie, dont l'idée seule fait la terreur principalement du jeune âge, d'ailleurs si impressionnable, est loin d'être
incurable, quel qu'en soit le degré, comme
on semble de tout temps avoir en quelque
sorte pris à tâche de le proclamer de prime
abord et sur tous les tons ; comme l'a fait
encore de nos jours Bayle lui-même, médecin de Napoléon Ier, particulièrement
dans ses observations sur cette affection
par suite d'autopsies de cadavres. Assurément, cela n'est pas fait pour encourager
les recherches et amener le progrès. C'est,
à la vérité, un ennemi dangereux, mais
non pas invincible, qu'on se garde bien de
le croire, pas plus qu'il n'y a d'animaux
féroces, de murailles ou de forteresses im-
prenables. Il pourra bien s'obstiner, s'ir-
riter et devenir redoutable, terrible même,
si on le laisse trop longtemps séjourner
dans la place où il aura en quelque sorte
conquis droit de cité, mais il finira par

succomber sous les coups répétés de l'as-
saillant, fatigué par les assauts divers qui
lui seront itérativement livrés ; le tout est
de savoir le combattre avec des armes con-
venables, afin de prévenir de votre côté le
coup mortel que lui-même s'apprête à vous
porter. Hâtons-nous de dire que ces armes
existent, forgées de tout temps par la nature, mais il faut les découvrir dans cette
sorte d'arsenal où elles reposent parmi
tant d'autres et savoir s'en servir. Peu
s'en est fallu que le temple de Jupiter n'en
vît autrefois fabriquer quelqu'une dans
son enceinte. Légères et délicates,. elles
demandent d'être maniées avec aplomb
non moins qu'avec prudence, et dirigées
avec adresse non moins qu'avec hardiesse
au besoin, c'est-à-dire si les circonstances
le commandent. Sans prétendre pour cela
que tous les combattants indistinctement
doivent triompher avec elles, on verra plus
loin que nous les avons trouvées il y a
trente ans et merveilleusement appro-

priées à notre salut ainsi qu'à celui de quelques autres, mais d'assez de nos semblables, pour nous avoir convaincu de l'efficacité de leur vertu. Pourquoi dès lors un plus grand nombre ne pourrait-il pas comme nous, dans les mêmes circonstances, les employer avec le même succès? Est-ce à dire que la nature aurait voulu, par d'heureux résultats, créer une exception en notre faveur et nous doter d'un privilége qu'elle refuserait à tous les autres?

Dire d'où vient que tant d'ennemis acharnés de notre espèce ont jusqu'à présent régné sans partage ne serait qu'une banalité, lorsque les adeptes de la science ou plutôt (je n'aime pas la raillerie s'il m'arrive parfois d'y incliner) lorsque la science elle-même a pris soin de nous éclairer à différentes reprises sur les causes qui ont retardé ses progrès. Contentons-nous de dire que, par suite de cette circonstance et de cette légèreté, malheureusement trop naturelles à l'homme, qui n'entraînent en tout après elles que le désordre et la confusion, les études thérapeutiques ont fini par être tellement délaissées qu'on a trouvé plus commode de s'écrier à la suite de quelque coryphée « qu'il n'y avait pas de remède », et la troupe des disciples alors de répéter en chœur sur la foi du maître : *Non possumus*, il n'y a pas de remède [1].

[1] Si l'on se fonde sur ce principe de thérapeutique, à savoir que « : la guérison ne peut survenir lorsque la nature *s'y oppose*, il faut donc voir si la maladie est *curable* avant d'entreprendre la guérison, car il faut quelque probabilité de succès pour agir », naturellement on se demande sur quoi repose lui-même ce principe. Car qui pourra assurer que la nature s'oppose à la guérison? Qu'est-ce qu'une maladie incurable, ou plutôt quand est-ce qu'une maladie n'est pas curable? A ces questions les réflexions naissent et se pressent en foule. Nous devons nous borner ici à les déférer au jugement de nos lecteurs.

Voici néanmoins deux autres principes admis par la thérapeutique qui sembleraient devoir servir de correctif à celui que nous venons de rappeler :

« Aux grands maux les grands remèdes. »

O profane vulgaire, encore persistes-tu à te tromper à l'heure qu'il est, car la mort,

« Il vaut mieux tenter un remède dont le succès est douteux que d'attendre une mort certaine. »

Enfin parmi ces règles on a laissé se glisser un axiome qui n'en est pas une, puisqu'il n'est que l'énoncé d'un fait et d'une vérité tout à la fois, en même temps qu'une certaine absolution de l'empirisme grossier, car l'empirisme éclairé qu'on est convenu d'appeler la science, lorsqu'il croit devoir agir avec plus ou moins de hardiesse, le fait toujours avec mesure et réflexion, tandis que la témérité, à qui elles font toujours défaut, est le partage du premier. Cet axiome dit que « la témérité a quelquefois guéri ceux qu'une trop prudente circonspection laissait mourir ».

De même que la phthisie, dont on voit cependant des guérisons, quoi qu'on en dise, l'hydropisie, regardée jusqu'à présent comme incurable, n'a-t-elle pas, à notre su, cédé en maintes occasions à l'incinération du genévrier, dont on peut aussi utiliser les sommités et les baies, combinée avec la décoction de la deuxième écorce de l'orme, de la racine de bryone* et addition de réglisse ; et encore à la

---

* La bryone commune, à fleurs blanches, appelée aussi couleuvrée, vigne vierge, à fruits rouges en forme de pois ou groseilles opaques, dite aussi bryone dioïque, dont le rhizome ou la racine allongée, de la grosseur du bras, blanche et charnue, a une saveur âcre, nauséeuse et repoussante.

cet autre et dernier bienfait de la nature, dont tu sais si bien doter ceux qui ne te

pelure de la racine de bardane prise en décoction, laquelle on enlève verticalement ou sur sa longueur le plus mince possible avec un couteau, et Cazin ne

Cette plante vivace et grimpante se trouve le long des haies, dans les sols profonds et incultes et dans les jardins, où elle sert quelquefois à former des berceaux. Elle appartient au genre des cucurbitacées, dont beaucoup, surtout à l'état sauvage, contiennent un principe amer, irritant, quelquefois vénéneux, particulièrement dans la racine, mais aussi dans la pulpe, comme la coloquinte. C'est sans doute là ce qui a fait dire à M. Bouillet, dans son *Dictionnaire des sciences*, que la racine de bryone était vénéneuse. Les auteurs du *Nouveau dictionnaire des sciences médicales* (1863) en font autant : « A l'état frais, disent-ils, elle agit à la manière des poisons âcres ; mais ce principe âcre (la bryonine) se perd en partie par la dessiccation, et on peut l'en priver tout à fait par la torréfaction ou des lavages répétés, ce qui permet de l'employer alors comme aliment. » Les expériences d'Orfila ont sans doute encore contribué à accréditer cette opinion ; mais quoique pratiquées sur des animaux vivants ou dont on a changé les conditions physiologiques en les mutilant, toutes ces expériences, comme on l'a dit et démontré, sont loin d'être toujours concluantes pour l'état pathologique. Du reste, combien de substances qui, même à petites doses, chez certains sujets, peuvent donner la mort dans l'état physiologique et produisent un effet contraire dans la maladie, c'est-à-dire rendent à la santé, administrées même à des doses plus élevées ! Un seul exemple entre beaucoup d'autres : Quiconque, sans être médecin, connaît bien

demandent que la vie, en est un, puisqu'elle est la fin de tous les maux.

dit-il pas que les semences de cette plante, infusées dans du vin blanc, à la dose de quatre grammes pour demi-litre, ont été administrées avec succès dans l'hydropisie qu'on appelle anasarque? Dans certaines contrées de la France, les paysans, au rapport du docteur Decandolle, dont nous nous garderons bien de suspecter la véracité, les paysans ne guérissent-ils pas les hydropisies au moyen de l'aconit napel, plante vénéneuse et meurtrière, employée sans doute

les effets physiologiques de l'arsenic ne sera nullement surpris qu'on puisse, dans le choléra, à l'aide de cet agent, associé au miel, de l'eau ou du lait pour boisson, rappeler tout à coup la vie qui s'éteint, tant la réaction qu'il produit est puissante et rapide. Voilà aussi, à un autre point de vue, un empoisonnement (le choléra en est véritablement un) guéri par le poison, et une justification de plus, non de l'exagération, mais bien du principe d'Hahnemann : *Similia similibus curantur*, ou de la doctrine homœopathique qu'on a tant ridiculisée, au point même de la traiter de rêverie.

Nous ne sommes ni homœopathe ni allopathe, mais bien empirique, comme l'on sait, et quoique après avoir glané pourtant un peu partout, ce n'est que comme *tel* que nous avons la prétention de parler au fond et en la forme *d'un bout à l'autre*, étranger que nous voulons demeurer au langage scientifique, sous peine de n'être pas compris du vulgaire.

Est-ce donc à dire que tant de systèmes différents et peut-être corrélatifs plutôt qu'opposés ne renfermeraient rien de bon? Loin de là; et si l'on doit subir le mal, de quelque

A la suite d'un siècle de grandeur et de gloire qui le rendront toujours l'admi-

en fomentations et à laquelle de nombreux essais ont reconnu, disent Trousseau et Pidoux, le pouvoir d'augmenter la sécrétion urinaire, pouvoir qui lui est commun avec toutes celles vénéneuses ou point, qui agissent énergiquement sur le système nerveux?

N'avons-nous pas vu également des enfants atteints du carreau devoir leur guérison radicale à la persévérance et à la concentration graduée d'infusion de fleurs de houblon?

Ce que nous allons dire nous regarde personnel-

part qu'il arrive, pourquoi n'accepterait-on pas le bien, de quelque part qu'il vienne? Tant de sortes de matériaux peuvent assurément fonder un beau monument, même un monument solide et durable; mais quand et où trouver le puissant architecte qui l'élèvera?

Pour en revenir à la bryone, nous savons qu'elle a été employée à l'état frais sans inconvénient; on peut donc, à plus forte raison, l'employer à l'état de dessiccation. La racine d'elaterium paraîtrait avoir la même vertu. Seuls les principes actifs extraits de ces deux plantes pourraient, à fortes doses, agir comme poisons irritants.

La botanique médicale indique pourtant ces plantes comme curatives de l'hydropisie. D'où vient que la science répute cette maladie incurable et se borne le plus souvent à un traitement palliatif ou la ponction, car, quoi qu'elle puisse employer, nous n'entendons jamais parler de guérisons. Nous savons, au surplus, que les préparations qu'on fait subir à ces plantes, comme à beaucoup d'autres, ne sont propres u'à leur faire perdre leurs propriétés.

ration des siècles à venir, dont l'avéne-
ment fut marqué par tant de prodiges, en

lement, et nous prions nos lecteurs de nous par-
donner si nous nous appesantissons sur quelques cas
particuliers de nosologie. Peut-être même pourra-t-il
s'en trouver parmi eux qui nous en sauront gré, n'y
ayant rien d'impossible à ce que bien des personnes
puissent se trouver dans le même cas.

Nous avons été pendant douze à quatorze ans
environ, à partir de 1846, à l'âge de trente-cinq
ans, dans un état tel qu'il y avait à désespérer d'en
sortir jamais.

Littéralement paralysé le matin, sans pouls per-
ceptible, avec extrême décomposition et quelquefois
rougeur prononcée de la face, passivité totale du
cerveau, immobilité complète du regard, nous ne
pouvions quitter le lit, principalement l'hiver, avant
onze heures et parfois midi. Nous crûmes devoir consulter. On nous prescrivit les antispasmodiques en
frictions sur le thorax, rien n'y fit. D'où croit-on que
provenait cette sorte de paralysie générale tempo-
raire avec tous les véritables symptômes de l'asphyxie? tout simplement d'une faiblesse nerveuse
extraordinaire *. Passons sur les causes de cette faiblesse. Le grand sympathique n'avait plus la force
d'imprimer à tout le système cérébro-spinal ce mou-
vement qu'il est chargé de lui communiquer pour

* Pour la science, c'eût été la cachexie nerveuse ou affection de la moelle épinière.

ouvrant à l'esprit humain une ère nouvelle
et en lui imprimant une marche ascen-

réveiller et animer toute la machine. Mangeant à
peine depuis nombre d'années, nous finîmes par
mettre tout un hiver notre goût sur une nourriture
grossière et fort excitante; peu ou point de pain,
laquelle nous tempérions par un assaisonnement
copieux d'huile d'olive, et dont nous ne nous trouvions pas mal; pour boisson d'excellente bière. Un
éclair d'amélioration parut se manifester à la sortie
de l'hiver, vers le mois de mars. Il nous sembla à
certains jours que nous pourrions bien remuer un
peu et sortir du lit plus tôt que de coutume, et c'est
ce que nous fîmes. Nous essayions de nous prome-
ner et de faire cinq à six kilomètres par jour, aller
et retour, contre notre coutume, et nous continuâmes
toujours depuis, quelque temps qu'il fît, et passant
insensiblement d'un régime jusque-là énervant à un
régime tonique, quoique cependant des plus simples,
et d'une vie trop sédentaire à une vie plus active,
toujours au grand air, nous nous relevâmes parfai-
tement de l'état mortel où nous nous trouvions plongé
depuis tant d'années *. — N'avoir plus depuis deux
ans que des demi-inspirations et de ces expirations
rendues forcément à chaque instant du jour avec une
bruyante expression de douleur, je crois en tenir

* Depuis lors trente à quarante kilomètres par jour, hiver
ou été, même par les grandes chaleurs, de temps à autre, ne
nous effrayent nullement.

dante, l'art médical, bien que déjà enrichi
des belles découvertes de ses grands maî-

pour le reste de mes jours ; je ne suis plus jeune ;
je n'ai rien tenté jusque-là, j'ai pris patience, espé-
rant et attendant tout du temps, mais c'est en vain.
Nous connaissions la cause de cette affection ; c'était
déjà quelque chose. Elle tenait à ce que les appareils digestif et respiratoire, le diaphragme particulièrement, ce puissant levier de la respiration,
avaient été forcés, froissés en certaine occasion (revi-
rement extraordinaire d'une température des plus
élevées passant subitement à la température la plus
basse à l'approche d'un violent ouragan) comme si
un poids énorme avait pesé sur ces appareils de
manière à les écraser ; c'était cependant plusieurs
heures après le repas, mais ils fonctionnaient mal
du reste depuis trois semaines environ ; une idée
nous traverse : Est-ce une inspiration de la nature ?
Nous ne savons ; ce que nous n'ignorons pas, c'est
qu'un animal, particulièrement ami de l'homme, se
guérit d'instinct et que lui-même assez souvent est
son propre médecin. Je prends un légume cru * dont,

* Ceci nous rappelle un fait anecdotique que nous livrons
t el quel à l'appréciation de nos lecteurs et que nous avons lu,
depuis notre guérison avec ce légume, dans la *Bibliothèque
universelle des romans historiques* et autres, 1er vol. d'oc-
tobre 1775 , *Histoire des sept sages de Rome* ou du prince
Erastus, et dont voici l'extrait : « Un médecin de Milan, du
» nom de Policletus , avait un jeune fils qui tomba dan-
» gereusement malade. Le père crut devoir recourir aux lu-

tres et des progrès de la chimie, sans
prendre le même essor, fut loin de suivre

de la vie, je n'avais fait usage de cette façon, mais
dont je connaissais les propriétés générales. Il
m'aide, fortement assaisonné de sel, non pas que ce
légume soit fade, c'est le contraire, à manger un
morceau de pain tout en buvant. Le lendemain
arrivé, au lieu d'une irritation à laquelle j'aurais pu
m'attendre, je ne me trouve nullement mal de mon
goût de la veille. Je continue, amélioration quoti-
dienne; au bout d'environ six semaines tout dispa-
raissait comme par enchantement, de par *l'empirisme*
ou l'expérimentation.

Nous terminerons en disant quelques mots d'une
affection qui chaque année fait de tristes et nombreux ravages parmi les enfants surtout. Nous voulons parler du croup, qui souvent, à raison de la

» mières de ses collègues, dont les remèdes, dit l'historien,
» ne faisaient qu'empirer le mal. L'enfant néanmoins ne ces-
» sait de demander un oignon blanc, en témoignant qu'il
» allait mourir si on ne le lui donnait. Les médecins finirent
» par y consentir. On allait en effet satisfaire ses désirs
» quand la mère, s'y opposant, prétendit à toute fin qu'elle
» ne le souffrirait pas, prétextant qu'on ferait mourir son
» fils. Elle tint parole. L'enfant mourut peu après. Le père
» fit faire l'autopsie, et l'on reconnut, ajoute l'historien, que
» l'enfant avait eu une bonne inspiration et que son mal
» exigeait réellement un oignon blanc pour sa guérison. Le
» père, désespéré, poignarda sa femme et se poignarda
ui-même. »

au contraire l'élan donné à tout le reste,
ce qui n'empêcha pourtant pas la science

rapidité de ses progrès, laisse peu de chances à l'espoir
de la guérison, et contre lequel nous avons vu, chez
les enfants, de même que contre l'angine, réussir
au début l'infusion de la scabieuse; nous disons
l'angine simple plus ou moins intense et chez l'a-
dulte, l'angine couenneuse n'étant pour nous qui
ne nous payons pas de mots, que le croup purement et simplement, à un degré plus ou moins
prononcé peut-être.

M. Raspail prescrit la bourrache. Nous pensons
que si on joint à ces deux plantes la feuille de
ronce, dont les propriétés sont bien connues,
toutes trois n'auront que plus de vertu. Du reste,
l'homme intelligent ne se borne pas à ces premiers
moyens. Il recourt immédiatement et simultanément,
comme on a coutume de le faire, aux vomitifs en
même temps qu'il évacue fortement par des purgatifs prompts, sûrs et doux tout à la fois. Il active
déjà par là toutes les fonctions de l'économie et il
en favorisera encore les sécrétions par de puissants
sudorifiques et diurétiques dont le choix en pareil
cás ne doit pas être indifférent, le tout afin d'éliminer au plus tôt tous les produits hétérogènes et
morbides, et il usera de préférence de tous agents
dont le propre est de déterminer, après leur effet
produit, le resserrement des tissus, de manière à
fermer la porte au retour du croup, tout en conti-

moderne de se trouver plus que jamais sur la voie sans doute glissante qui devait la

nuant les purgatifs, s'il y a lieu, afin d'amener une dérivation salutaire sur les intestins.

M. Raspail attribue l'invasion du croup à la présence des vers. Il peut être dans le vrai, et nous sommes loin d'être compétent pour discuter ce point, mais nous devons, à ce sujet, citer un cas de croup tout particulier, parce qu'il nous a paru mériter d'être rapporté :

Une jeune campagnarde de nos connaissances, âgée de vingt-cinq ans, d'une santé florissante, fut attaquée du croup. Elle suivit le traitement de Raspail et guérit ; mais dans le cours de l'affection elle rendit par le haut sept ou huit vers ordinaires d'une longueur et d'une grosseur énormes, à ce point qu'il fallut les tirer pour aider à leur sortie, qui faillit lui causer la mort par asphyxie.

Que dire encore de cette femme qui, après s'être trouvée durant l'espace de deux ans entre la vie et la mort, a dû sa guérison à la sortie de sept vers semblables à travers l'abdomen, au-dessous de la région du cœur?

Et de cette autre qui, après avoir souffert nombre d'années de violents maux de tête, en vit la fin à la sortie encore d'un de ces animaux (chose étrange) à l'angle d'un œil? Ce sont là des faits constants et à notre connaissance.

Si l'on doit admettre l'opinion de M. Raspail, il

conduire infailliblement et dans beaucoup de cas aux moyens curatifs radicaux de la phthisie ; mais, au lieu de la suivre courageusement jusqu'au bout, elle a bientôt rebroussé chemin ou s'est jetée de côté pour en prendre une autre incontinent abandonnée, oubliant que le sol, pour

est incontestable que le croup serait beaucoup plus rare si on veillait trois ou quatre fois l'année à ce que les enfants particulièrement fussent à l'abri de l'atteinte de ces animaux, quoique bien des adultes, surtout parmi le sexe, y soient en butte. Il arrive fréquemment que des maladies graves surviennent n'ayant point d'autres causes, et la mort s'ensuit avec vomissement de vers simultanément ou peu de temps après.

D'un autre côté, l'on prend quelquefois des vermifuges, et comme ils n'ont pas produit d'effet, on se croit exempt de vers ; ce peut être une erreur, et la raison en est simple : plus on les laisse se développer sans les attaquer, plus on a de peine à s'en débarrasser si l'on n'emploie des vermifuges plus énergiques.

Les adultes masculins sont moins exposés à se voir envahis et dévorés en quelque sorte par les helminthes, parce que le régime alimentaire des hommes est tout différent de celui des enfants et de la plupart des femmes.

produire, a besoin, comme dit le labou-
reur du fabuliste, d'être « remué, creusé,
fouillé, bêché », et que sa fertilité est à ce
prix. Tant il est vrai que tôt ou tard la
persévérance est couronnée de succès, si
elle ne finit pas même par enfanter quelquefois des prodiges.

Oui, la science s'est trouvée sur la
route de la vérité [1], et, l'ayant rencontrée
(l'homme en est ennemi), elle ne s'est pas
arrêtée, comme si elle lui faisait ombrage,
pour mieux la reconnaître, car il ne nous
a pas paru qu'aucun des doctes de l'art lui
ait donné accès au chevet des malades.
Nous avons assez consulté la clinique,
c'est à peine si nous en avons trouvé trace :
le plus souvent, pour ne pas dire toujours,
la potion calmante ou médication de même,
la médication plus ou moins active nulle
part. En somme, le loup enfermé dans la
bergerie, le malade dévoré de plus belle,

On le verra par la suite.

empirant bien entendu et expirant tôt ou tard, voilà tout ce que nous avons pu lire, outre que tout ce que nous voyons encore aujourd'hui n'en est que la trop triste confirmation [1]. C'est qu'entre la vérité entre-

---

[1] « Si la cause de maladies aiguës et très-dangereuses, comme les hydropisies, la fièvre hectique, est une altération organique incurable, on doit renoncer à la cure *radicale*, et n'employer qu'un traitement *palliatif* (*Princip. génér. de thérap.* cités par Bayle.)

Or, d'après la science, la suppuration du poumon n'est-elle pas une *altération organique*, et comme telle incurable?

« Oui et non; ceci nous rappelle un peu le médecin *Tant-pis*, et le médecin *Tant-mieux;* nous citons textuellement : « Le tissu des poumons semble quel-
» quefois avoir disparu presque en entier. *Il n'est pas*
» *altéré*, comme on serait tenté de le croire en s'ar-
» rêtant à un examen superficiel; mais il semble que
» les tubercules l'ont peu à peu comprimé et usé par
» leur développement progressif, ou même qu'il a
» disparu; de sorte que, dans quelques cas, rares à
» la vérité, presque tout le poumon est *détruit*, et
» en l'examinant avec beaucoup de précaution, on
» voit que son tissu *n'est pas ulcéré;* cependant *il*
» *est fréquemment altéré*, tantôt endurci, tantôt peu
» consistant et facile à réduire, etc.; mais il faut se
» rappeler que ce que nous disons ici relativement

vue, connue en quelque sorte, et la vérité
pratiquée, la distance égale celle de la
terre au ciel, tout aussi bien que la foi
sans les œuvres est une foi morte, ou si
les doctes de l'art l'ont pratiquée, ils ne
l'ont fait qu'à demi, nous sommes fondés·
à le croire; mais la vérité est une et ne
souffre pas de partage. Devons-nous, quant
à nous, regretter de n'avoir pas été aussi
doctes il y a quelque trente ans? Oui, en
vérité, si, comme nous le croyons, il n'est
pas toujours bon de guérir, et si la science
elle-même convient de son côté « qu'il
n'est pas toujours prudent de guérir la
maladie existante », car notre ignorance,
à cette époque passée, nous aurait valu

» au *tissu* du poumon ne concerne que les cas de
» phthisie tuberculeuse; car dans les autres phthisies
» pulmonaires, etc. » (Bayle, *Remarques sur les
tubercules*, lues à la Société de l'École de médecine,
le 12 ventôse an XI.)

Bornons-nous à faire remarquer qu'on aurait évité
toutes ces contradictions en disant que le tissu
même du poumon n'était pas entamé.

d'être guéris pour toujours de cette foule de maux inséparables d'une condition mortelle.

Si la Providence a voulu, non sans raison, que l'or, les pierres précieuses et d'autres minéraux ne puissent se découvrir que dans le sein de la terre et dans la profondeur de ses entrailles, il n'en est pas de même d'une infinité d'autres choses dont l'homme a journellement besoin pour sa conservation et que le Dieu qui veille sur lui a mises à sa surface et à notre portée, où moins de peine suffit pour se les approprier. Il devait encore en être ainsi selon les lois de sa bonté et de sa sagesse, qui permettent que les vérités naturelles se laissent approcher par les hommes qui les recherchent avec simplicité et bonne foi, et en quelque sorte toucher et manier par eux, à l'inverse de ces autres qui resteront éternellement ensevelies dans les abîmes de l'infini, dans cette nuit profonde où, selon une expression

sublime, « il plaît à l'Auteur de la nature de se retirer avec sa foudre et ses
mystères ».

Qu'il me suffise de ce peu de mots pour
exprimer mon opinion et caractériser la
situation qu'ont faite aux souffrances de
l'humanité *l'absence d'études thérapeutiques sérieuses,* et en leur place, des cu-
riosités puériles, la rage de vouloir tout
comprendre, tout expliquer, et par suite
des disputes sans fin, une divergence éternelle d'opinions parmi les hommes de l'art
et une versatilité sans pareille dans les
théories médicales dont, selon toute appa-
rence, nous ne sommes pas près de voir
la fin, s'il faut en juger par la tendance
générale des esprits en toute matière, car
la médecine se transforme et se soumet in-
dubitablement, elle aussi, à l'empire tyran-
nique des lois de la mode. De là les aber-
rations sans nombre qui ont moissonné
tant de victimes ou qui ont laissé les pa-
tients en proie à leur long martyre, et dont

ils n'ont fait que différer, en la prolongeant encore, la lente agonie.

Je vous prends à témoin de la vérité de mes paroles, ô vous que j'ai toujours présente à l'esprit et qui vivrez éternellement dans ma mémoire, oui, vous qui m'étiez étroitement unie par le sang, sœur chérie, que le Ciel m'avait adjointe pour seule compagne dans mes jeunes années! N'ai-je pas vu, il y a bientôt quarante ans, votre jeunesse florissante, s'il en fut jamais, descendre en quelques mois au tombeau, victime, parmi tant d'autres, du fer meurtrier d'une doctrine [1] à laquelle ses adeptes élevaient déjà des autels... apparemment en l'honneur des ravages qu'elle devait produire et que notre siècle a encore à déplorer! Telles les innombrables fleurs du printemps tombent sous la faux impitoyable du moissonneur pour sécher et ne se relever jamais.

[1] La doctrine de l'exsanguination de Broussais.

Je te salue, humble paysan, je dirai quasi des rives du Danube! Heureuse et bénie soit, avec ses nombreux enfants, la contrée qui t'a vu naître, ô Priessnitz! que j'aime et que je loue ton admirable simplicité, d'autant plus voisine de la vérité qu'elle est plus près de la nature! Sans doute, la dent mordante de l'envie ne devait non plus épargner ta précieuse découverte [1], car il ne t'avait pas été donné non plus d'entrer dans le temple et d'en sortir les épaules chargées du manteau d'Esculape; aussi proclama-t-on bien vite ton ignorance, et l'on s'en moqua. Tardèrent-ils à la convertir pour eux en sagesse, les bacheliers ou les docteurs de nos écoles, puisqu'ils ne se sont pas moins hâtés de s'en emparer pour en faire leur profit et un moyen de médication dont ils ont depuis proclamé la puissance!... Malheureux Colomb!...

[1] L'hydrothérapie, qui, nous l'espérons, accomplira un jour des prodiges.

Et toi, noble proscrit de nos révolutions, aujourd'hui rentré au sein de ta patrie après trop d'années d'exil, si, sur une terre étrangère, au moins sur une terre classique et digne de la liberté [1], où, pour l'opprobre de l'humanité, tu vis encore s'acharner après ton rare mérite les fils ténébreux de l'empirisme éclairé!... éclairé des sombres et infernales lueurs de l'orgueilleux et vil égoïsme et de sa hideuse compagne la sordide avarice, modeste et savant Raspail, est-il, malgré le déchaînement de tes odieux ennemis, est-il un coin de l'Europe entière privé de quelque témoin qui n'ait éprouvé l'heureux effet de tes lumières et qui ne soit venu se raviver au foyer de ton génie bienfaisant! Homme de l'humanité, vrai philanthrope, tu n'eus qu'un tort en ta vie, celui d'avoir dédaigné de joindre à tes œuvres un lambeau de parchemin; mais alors peut-être

[1] Nous nous abstenons d'entrer ici dans des considérations étrangères à notre sujet.

t'eût-il aidé à tuer impunément tes semblables, personne du moins n'eût pu te contester ce droit, au lieu que tu les as guéris. Plus juste que tes détracteurs et que tes envieux persécuteurs, le trépas, lorsque la tombe se sera refermée sur tes restes mortels, sera pour toi le signal d'un glorieux réveil, et la postérité, en disant ce que tu fus, proclamera tes droits à l'éternelle reconnaissance de tes compatriotes, qui déjà t'en donnèrent les premières marques publiques et non équivoques dans des circonstances solennelles il y a quelque vingt ans, en même temps qu'elle flétrira la calomnie de tes rivaux.

Disons-le pourtant à l'honneur de la véritable probité et de la bonne foi qui eut jadis ses temples et ses autels, viennent à revivre nos grands maîtres, et parmi eux surtout l'immortel Bordeu, et justice vous sera rendue à tous et l'on criera à l'apothéose. Plus d'un passage consciencieux de ses œuvres nous en serait un sûr garant.

Si la Providence daigne enfin m'accorder qu'à un demi-siècle bientôt d'inexprimables comme d'indicibles .épreuves succèdent quelques derniers jours de relâche et sous un ciel moins sévère, j'essayerai, de résumer et de formuler succinctement, du mieux qu'il me sera possible, dans un langage accessible à tous et dégagées des fausses lueurs de la théorie, qui le plus souvent égarent, mes idées sur cette matière, et, avec ses changements ou ses variations, ma méthode fondée sur l'expérience et sur quelques cures officieuses opérées depuis trente ans, de manière à la vulgariser pour le bien surtout de la jeune génération à venir [1]; elle pourra être pour

[1] Nous ne savons si nous nous trompons, mais nous pressentons de ce côté comme l'aurore d'un jour nouveau, prêt à se lever sur ce monde particulier de souffrances, et nous espérons que le dixneuvième siècle ne, s'écoulera pas sans qu'on ait rencontré cette sorte de pierre philosophale pour le grand nombre. A chacun donc d'apporter celle qu'il croira avoir trouvée, si petite et si brute qu'elle

les hommes de bonne foi, pour ceux particulièrement d'entre eux qui ont reçu de la nature les dispositions nécessaires à la pratique d'une science qui, entre autres paroles émanées de source plus qu'humaine, « vient de Dieu et mérite d'être comblée des présents des rois,

» Qui élèvera le médecin en honneur et lui vaudra l'éloge des grands [1]. »

Elle sera pour eux, et puisse mon espoir n'être pas déçu, un guide sûr, si pas infaillible, pour l'application à faire à propos ou opportunément d'une médication salutaire et diversifiée qui assurément existe pour la guérison, surtout dans le jeune âge, de la maladie qui nous occupe [2], et

puisse être, afin de faire choix parmi elles de celle que l'expérience pourra également reconnaître comme empreinte du cachet de la vérité.

[1] Ecclésiaste, c. XXXVIII.

[2] Ce n'est pas que notre médication doive avoir moins d'effet dans l'âge adulte que dans la première jeunesse. Nous voulons dire que chez le premier et eu égard aux causes qui auront déterminé la phthi-

qui, comme toutes les autres, résulte de la rupture de l'équilibre des justes propor-

sie * l'adulte une fois guéri, la nature aura plus de propension à prendre le change ; une maladie nou-

* Ils vous apparurent aussi quelque jour comme à nous, dans le silence et dans les ombres de la nuit, ces jeunes spectres dorés de tous les siècles. Près de leur couche de douleur où vous les voyiez étendus se dressait un autre spectre à la face hideuse, propre à glacer d'effroi les plus intrépides, vêtu de noir, la robe parsemée d'étoiles à l'éclat argentin ; quelque chose semblait l'accuser rapide comme le temps, menaçant et tranchant comme un glaive, foudroyant comme l'éclair, et les malheureux se récriaient, ne faisant autre chose qu'exciter la pitié des cœurs fraternels. Hélas ! ils s'en étaient allés, chaque jour de leur vie, assistant au festin des dieux, savourant à outrance le nectar et l'ambroisie, nageant dans les délices et s'enivrant de leur poison mortel. Depuis trop longtemps ils imploraient la clémence et les secours d'Esculape, le dieu et ses disciples demeurèrent sourds à leurs prières, jusqu'à ce qu'un autre Dieu plus propice, qui en avait marqué le temps, leur révélât enfin le remède à leurs maux, car la nature seule est son ouvrage ; peu lui importe la main des hommes, il n'en a nul souci.

Cette phthisie qui provient du long abus des boissons alcooliques et des autres excès qui d'ordinaire l'accompagnent, alors que la masse du sang et des humeurs, ainsi que celle des solides, ou autrement dit l'organisation tout entière, a été pervertie, est-elle donc incurable ? Si nous passons à la *science* de désespérer de sa guérison, ou plutôt de pouvoir la guérir moins que toute autre, nous ne pardonnerions pas à notre empirisme d'en faire autant, car il n'agit pas par les

tions qui, pour le maintien de la santé, devraient toujours exister, s'il était possible, entre les éléments si divers et si nombreux du sang, qui forme la plus pure portion de notre être lorsqu'il réunit les

velle pourra surgir, plus ou moins grave, moins dangereuse, nous aimons le croire, que la phtisie, qu'il sera donné au médecin non inepte de combattre, peut-être avec succès ; cela dépendra de certaines circonstances qu'il lui sera peut-être encore aisé de deviner et de saisir ; mais pour obvier à ces sortes de transformations purement hypothétiques, bien que possibles, et qui se voient quelquefois, le moyen le plus sûr est le régime ou mode de vivre que la personne guérie devra désormais adopter, et dont elle ne devra jamais se départir, du moins d'une manière sensible.

mêmes principes que la première et procède tout différemment. C'est assez dire que cette phthisie est également curable par un moyen ou par un autre, non naturel ou naturel : nous avons déjà dit qu'ils sont nombreux, si en effet sa parfaite guérison a eu lieu. Mais pour régénérer une pareille organisation à quel régime ne faut-il pas savoir s'astreindre et ne devra-t-il pas être soutenu toujours ? Terminons par dire que si la vie avec son noir cortége de maux, ses plaies saignantes, ses malheurs et ses catastrophes, indépendamment de ses labeurs, nous donne à connaître les ressources de notre nature et de notre fonds, nous ignorerons cependant toujours l'étendue de leur richesse.

conditions voulues à cet effet, auquel on a donné le nom si expressif de chair coulante et qui, dans la plupart des cas, a beaucóup moins besoin d'être soustrait que d'être modifié.

Et en effet, atteint nous-même d'une gastrite dans notre adolescence, nous nous vîmes sans tarder le poumon, les sinus frontaux et jusqu'à la caisse du tympan envahis par un dépôt ou empâtement muqueux dont le développement détermina bientôt partout des abcès ou des tubercules [1], si l'on aime mieux leur donner ce nom. En laissant de côté, Dieu seul le sait, ce que nous eûmes à souffrir pendant quinze ans dans nos deux natures, tortures physiques, tortures morales, et de plus passivité complète du côté des fonctions

[1] Tumeurs qui prennent le nom d'abcès lorsque le pus commence par s'y former et s'y amasser. Il y a alors séparation ou solution de continuité des chairs, où il se forme des trous, excavations plus ou moins grandes que la science a imaginé d'appeler des cavernes.

intellectuelles, force nous fut enfin, nous étions aux portes du tombeau, d'attaquer notre ennemi au printemps de 1836, c'est-à-dire la dixième année de la maladie; nous allions atteindre notre vingt - cinquième quelques mois après. N'en déplaise à la délicatesse des oreilles scientifiques, l'empirisme (l'expérience, à laquelle la médecine doit la plus grande partie de ses découvertes, si l'on ne veut pas nous permettre de dire toutes) vint à notre aide, et certaine brochure que nous goûtions fort d'un médecin humoriste, laquelle éveilla chez nous des idées, nous mettant sur la voie, acheva ce que l'empirisme avait si bien commencé. Nous n'avions jamais eu de médecin et n'en eûmes jamais aucun; nous nous mîmes à l'œuvre en nous traitant nous-même, nous abusâmes même des remèdes, nous devons en faire l'aveu, et nous guérîmes radicalement au bout de quatre ou cinq ans, malgré deux échauffements qui sont venus compliquer la maladie, le premier dans le courant de l'été de 1834 et le second au printemps de l'année 1838 [1]. *Qui potest*

[1] On donne vulgairement le nom d'échauffement à une excitation générale de tout l'organisme causée par un excès de travail ou d'exercice qui a développé le summum de la chaleur animale, d'où peut-être une fonte plus ou moins entière de cette rosée lymphatique qui lubréfie tous nos organes et à la suite de laquelle s'est opéré naturellement un refroidissement plus ou moins subit, mais anormal, de tout l'organisme, sorte d'extinction plus ou moins prononcée des esprits vitaux*, favorisé encore dans certains cas par une boisson trop fraîche, lorsqu'il ne lui arrive pas d'être quelquefois glaciale, une température plus ou moins froide, qui de plus ont contribué à arrêter la transpiration. De là, sans parler de la mort, qui quelquefois arrive presque instantanément, des affections très-graves qui portent sur tous les appareils de l'économie, et particulièrement sur ceux de la digestion, de la circulation et de la respiration, d'où une altération dans la masse du sang et des humeurs, dès ce moment dépourvus de leurs

* Dans le choléra, qui, comme nous l'avons dit en commençant, est un véritable empoisonnement, ce velouté, pour me servir de l'expression ordinaire, est précipité instantanément par haut et par bas, d'où la nécessité de le rétablir par de puissants réactifs toniques de différentes natures assortis et proportionnés aux tempéraments, à l'âge, au sexe, etc.

capere capiat [1], d'où dès lors naquit forcément chez nous un goût purement accidentel pour l'exploration de la science médicale, exclusif en quelque sorte pour l'étude des maladies de poitrine et des affections nerveuses qui nous ont tant éprouvé.

qualités, et une nutrition désormais plus qu'imparfaite. C'est alors qu'on voit naître le plus souvent les gastrites et à leur suite les affections de poitrine les plus diverses, aiguës, chroniques, comme la phthisie, l'hémoptysie, l'asthme humide, etc. Nous avons vu plusieurs jeunes personnes succomber en deux ou trois jours à la suite de bals où elles étaient loin de s'attendre à trouver la mort en se livrant immodérément, joint l'abus du corset, au plaisir de la danse; un homme de soixante-cinq à soixante-dix ans, encore très-vert, enlevé en moins de vingt-quatre heures à la suite d'un violent exercice en pleine campagne par une chaleur excessive. Rentré chez lui, on l'aida à se mettre au lit :. « Mon corps m'apparaît n'être plus que de la terre » furent toutes les paroles qu'il prononça, et une fièvre ardente le consuma.

[1] Les malades, dit Hippocrate, guérissent quelquefois sans médecin, mais ne guérissent pas pour cela sans médecine.

Mais, pourront peut-être objecter plusieurs parmi des lecteurs intéressés, comment ne pas accuser dès à présent vos moyens? Hommes vains et légers, assurément de peu de foi, voulez-vous que je connaisse la course précipitée du renne si, tout empirique que je suis, je lui préfère le pas mesuré du lièvre? Je ferai peut-être plus que satisfaire votre curieuse et inquiète avidité dans un moment, puisque vous serez forcés de reconnaître que de tout temps ces moyens ont été du moins à votre portée, entre vos mains, dirai-je, qui les ont toujours négligés, rejetés. Ma réponse serait aisée à l'heure même; je crains déjà qu'elle ne devienne trop longue pour vos désirs, et j'ai pour cela contre vous mes raisons. Mais, bien qu'elle tue mon corps, la pensée est la vie de mon âme. Pénétré d'une sainte indignation pour tout ce qui ne relève que de nous seuls et de nos étroites conceptions, animé d'un zèle dévorant du bien, je sens le besoin de m'expliquer et plus encore de m'entretenir avec ceux qui souffrent; aussi dirais-je volontiers comme cet autre : « Ce n'est pas moi qui prends la parole, c'est la parole qui me prend » ; et comme Éliu dans Job, je voudrais pouvoir ajouter : « Je suis jeune, vous êtes âgés; mais je ressemble à ce vaisseau à qui l'on n'a laissé aucun air en le remplissant d'un vin nouveau qui fermente, et j'éclate. » Dites-nous, si un art délicat comme le vôtre doit avoir sa philosophie avec son vaste champ, notre empirisme, cet art si grossier à vos yeux, lui aussi, ne pourrait-il pas avoir la sienne? Or, pourrais-je répondre à mon tour à un beaucoup plus grand nombre encore que ceux qui m'interrogent : Vingt siècles se seront bientôt écoulés depuis que la vérité et la lumière personnifiées sont descendues du ciel sur la terre pour régénérer le monde à qui elles apportaient enfin le calme et la paix avec la vie véritable, et comment le monde les a-t-il reçues? Com-

ment avez-vous reçu vous-mêmes la doctrine du premier et du plus habile de vos
législateurs, sorte de Moïse, semant, porté
sur les ailes du génie, des préceptes d'un
autre ordre pour le bien de l'humanité;
de ce divin et immortel vieillard devant le
nom duquel pâlissent tant d'autres noms
et s'inclinera toujours l'homme sage, qui
aurait dû être l'éternel flambeau de votre
école, et quel profit avez-vous tiré de ses
leçons pour le soulagement du genre humain? Bien petit et facile est à compter le
nombre de ceux qui, en vrais disciples,
ont marché sur ses traces. L'hippocra-
tisme (ennemi de l'équivoque, nous ne
voulons prendre ce mot que dans sa signi-
fication ordinaire et la plus simple) n'est
plus aujourd'hui, ont soufflé les bouches
impures d'un cynique philosophisme et
d'un inepte physiologisme, l'hippocra-
tisme n'est plus qu'une doctrine antiscien-
tifique. La piété et la justice, se voilant
alors la face, se retiraient déjà vers les

cieux, abandonnant un séjour infect pour n'y plus revenir. Ingrats! la terre, votre nourrice et votre mère, est trop ancienne, elle devrait se dérober sous vos pas et disparaître entièrement avec tout ce que vous ont légué vos pères !

Dites-nous encore, pour passer de suite à un autre ordre d'idées, ce que fut pour vous Andromaque [1], s'il fut un médecin sage, ou s'il ne le fut plus, si l'esprit de vertige s'en empara du moment et parce que, certain démon sans doute le poussant, il imagina de composer sa thériaque, dont nous croyons sans peine, nous empirique, qu'en habile médecin il comprit tout le bienfait et toute la portée : oui, il est manifeste pour nous qu'Andromaque jetait là les fondements d'une sorte de physiologie hygiénique (la science veuille, par égard pour notre rusticité, lui accorder cette licence) dont, en même temps qu'il

[1] Médecin de Néron.

en faisait le présent à son siècle, il voulut laisser à ses successeurs le précepte vivant et léguer de plus l'application opportune aux membres souffreteux des âges futurs, révélation de tout temps si frappante, que nous l'avons trouvée écrite et enseignée dans plus d'un livre, à l'insu pour ainsi dire de leurs auteurs.

Tel aussi qui a pu donner des preuves marquantes d'un véritable savoir et traiter en conséquence certaines affections n'aura jamais été qu'un polypharmaque [1], et s'il

[1] Qu'est-ce qu'un polypharmaque? Ce mot barbare demanderait une explication. Est-ce celui qui administre à la fois à ses malades une forte dose ou quantité de substances médicinales? Cela ne se conçoit guère ou plutôt la raison se refuse à le croire; ou qui ne les leur administre que graduellement et dans un laps de temps donné? Cela n'est pas la même chose. N'est-ce pas plutôt celui qui combine toutes sortes de drogues? Andromaque en fut un par excellence, nul ne l'imitera jamais. On a fait ce reproche à Richard Morton; Leroy n'en fut pas exempt, et cependant sa médecine a sauvé bien des malades. Elle n'a tué que ceux qui en ont abusé, outre qu'il y en aura toujours à qui elle ne conviendra jamais. C'est donc

arrive encore de nos jours qu'un praticien
plus habile et plus heureux que beaucoup

un essai prudent à faire dans certaines maladies soit
du toni-purgatif, soit du vomi-purgatif, dont il y a
beaucoup plus à se défier * lorsque les purgatifs des
plus couvenables ne peuvent, à moins d'extrême
nécessité, être pris utilement et indifféremment en
tout temps de même que les bains en toute saison.

L'élixir de Guillié n'est-il pas lui-même un composé? Que de services n'a-t-il pas rendus et ne rend-
il pas encore tous les jours à ceux qui savent en
user ! Nous connaissons cependant des personnes qui,
depuis des années, abusent de l'élixir.

Il serait difficile, ce nous semble, d'entendre
autrement ce mot de *polypharmaque*. Pourquoi ne
serait-il donc pas permis à l'empirisme de combiner
des substances en plus ou moins grand nombre, si
surtout et dans des cas donnés elles paraissent ne
devoir produire d'effets salutaires que comme telles?
Que peut-on avoir autre chose en vue que la guérison ** ?

* Parce qu'avant de provoquer le vomissement, dont l'action bouleverse profondément l'économie, il est besoin d'indications certaines de nécessité. Du reste, l'emploi de ce
genre d'évacuation est beaucoup plus rare que l'autre.

** L'ombre d'Andromaque semble m'apparaître en ce moment et venir à mon secours pour rendre hommage et ajouter
un nouveau degré de force à la vérité que je professe. O
science! bien qu'affaiblie par les années elles nous revien-
nent à la mémoire : comment accueillerez-vous ces paroles
d'un homme qui, tout étranger qu'il demeura à l'art de gué-

d’autres parvienne à guérir la maladie en question, on révoque en doute ses succès ;

Enfin, nous tenons en réserve à ce sujet un argument sans réplique. Mais, comme le but de cet écrit

rir, fut en revanche un philosophe profond , l’une des gloires de son siècle, qu’il honora par l’éclat de ses talents oratoires, de sa probité surtout, non moins que par l’éclat de ses vertus? L’esprit empirique d’Andromaque n’aurait-il pas daigné, soufflant en cet endroit, se révéler encore tout entier à cet humble mortel dont la plume éloquente a néanmoins suffi pour immortaliser le nom? Écoutez parler cet empirisme pour lequel une orgueilleuse et fausse sagesse n’a que du dédain : *Nisi forte antidotum quidem , atque alia , quæ morbis aut vulneribus medentur, ex multis, atque interim contrariis quoque inter se effectibus, componi videmus, quorum ex diversis fit illa mixtura una , quæ nulli earum similis est, quibus constat, sed proprias vires ex omnibus sumit ; et muta animalia mellis illum inimitabilem humanæ rationi saporem, vario florum ac succorum genere perficiunt.* « C’est ainsi que l’antidote et les autres remèdes préparés contre les maladies et les blessures se composent de plusieurs substances, qui, même prises séparément, produisent des effets contraires, dont la variété forme une mixtion qui n’a plus de rapport avec aucun de ses éléments, et qui tire une vertu particulière de leur ensemble ; c’est ainsi que des insectes dépourvus de raison composent du suc de différentes fleurs un miel dont toute l’industrie humaine ne saurait imiter la saveur. » (Quintil. *De orator. instit.*)

Et maintenant, ô science ! apprenez, instruisez-vous et jugez-vous vous-même, vous qui ne connaissez le plus souvent pour tout remède aux maux de la triste humanité que la simple rémission. Continueriez-vous en plein dix-neuvième siècle, alors qu’il a déjà enfanté tant de merveilles dont les

ce praticien s'est trompé sur le genre de
la maladie, il a pris pour une phthisie ce

est la profession d'une vérité et non la controverse,
encore moins la sotte satisfaction d'un orgueilleux

siècles précédents étaient enceints, continueriez-vous à rester
dans l'inaction et désarmée en face d'un ennemi redoutable,
jusqu'à présent toujours victorieux? Triste et unique effet
d'un aveugle et fatal *non possumus* répété et soutenu sur toute
la ligne, redit à satiété par le vulgaire, *imitatores servum
pecus* [*]. Oui, il n'est que trop vrai, ici encore « le sel même
de la terre s'est affadi », et les « pierres d'un sanctuaire, »
qui n'en mérite plus aujourd'hui le nom, « se traînent indi-
gnement dans la fange ». Jadis une voix terrible, inconnue,
se fit entendre à diverses reprises à des docteurs d'une autre
sorte : *Sortons de ce temple*, criait-elle, *sortons d'ici*. De nou-
veaux docteurs aujourd'hui n'ont plus rien à redouter de
semblable. Le temple fameux de leur belle et antique cité
est depuis trop longtemps écroulé; je n'en aperçois plus que
les ruines, sur lesquelles l'empirisme est parfois tenté de gé-
mir, laissant à d'autres à ne régner plus que sur des morts.
Ah! si, au milieu de la misère et de la désolation, l'impas-
sibilité est enfin devenue une vertu chez les uns; si la sensibilité, quelquefois trop prodigue, ne doit plus être reléguée
pour d'autres qu'au rang des crimes; que s'il est des « cœurs
étroits » et des « entrailles resserrées », gardons-nous pourtant
de désespérer, et ne nous laissons pas encore aller du moins
jusqu'à leur prêter à tous indistinctement la dureté de la roche
non plus que celle du fer, lorsque la ville la plus sage et la
plus policée de l'antiquité profane fit de la pitié non-seulement un tendre sentiment de l'âme, mais encore une divinité.

[*] Mille exemples viendraient ici à l'appui, s'il en était besoin.

qui n'était qu'un..... ou qu'une....., etc.,
ou encore : la guérison est due aux seules
tendances de l'organisme [1]. Ce sont là les
termes sacramentels; en un mot, ses succès sont pour vous des crimes. C'est ce
que du reste nous n'avons lu que trop
souvent et à regret, même chez des hommes qui au surplus nous ont paru recom-
mandables par leurs lumières et par leurs
talents, et avoir à juste titre, malgré certaines erreurs capitales, acquis des droits
à l'estime et à la considération publiques.
Mais détracteurs ignorants ou passionnés
ne feront jamais qu'attester la supériorité
et même la gloire de leurs rivaux, car jamais l'envie n'attaqua l'obscur ou le mé-

amour-propre, nous préférons laisser la science en
paix avec elle-même et ne pas la troubler dans son
doux repos, non plus que dans la jouissance où elle
paraît si bien se complaire des fruits de son propre
fonds.

[1] Les malades, dit Hippocrate, guérissent quelquefois sans médecin, mais ne guérissent pas toujours pour cela sans médecine.

diocre, n'ayant à redouter en aucun temps ce qui n'a que ce caractère.

Or, nous déclarons formellement que mieux vaut avoir affaire à une phthisie franche, plutôt encore aiguë [1] que chronique, fût-elle au troisième degré, à propos de quoi nous allons dire un mot, qu'à un catarrhe pulmonaire chronique, qui souvent dégénère en asthme humide, lorsqu'il n'en a pas déjà tous les caractères, car la première est un ennemi déclaré, tandis que le second est un ennemi encore caché, malgré certaines démonstrations ; disons de suite ici que les différents degrés de la phthisie sont plutôt imaginaires que réels, car, comme toute véritable maladie nous a toujours paru avoir son commencement, son milieu et sa fin, ou mieux peut-être ses phases, ses périodes, si l'on veut encore, ces différents degrés, nous semble avoir dit avec beaucoup de raison et de justesse le médecin que nous avons

[1] Parce que la guérison s'opère plus vite.

cité au début de cet écrit, sont « plutôt une invention de notre esprit, qui aime à grouper les objets, qu'une différence réelle et bien tranchée dans la nature [1] ».

Que ressort-il de tout ce que nous venons de dire, si ce n'est que l'art, entre vos mains dès longtemps, ressemble à cet enfant dont on a pris plaisir à contrarier les heureuses dispositions naturelles ? on les a gâtées, au développement duquel l'on s'ingénie de mille façons à constamment s'opposer : il devient cachectique, ses forces *agissantes* sont nulles et ses forces *radicales* déprimées, pour parler le langage de votre école; si ce n'est que votre culte n'est plus qu'une sorte de protestantisme battu en brèche de tous côtés par ses propres erreurs, où chacun est l'arbitre de ses pensées et de ses croyances, et que

[1] Article inédit de Bayle sur la *Phthisie pulmonaire,* le dernier faisant suite à l'*Essai sur les maladies et les lésions organiques du cœur* par Corvisart, in-8° à deux colonnes, 1855, page 613, première colonne.

son temple, qui n'a conservé de sa beauté primitive que des restes défigurés, mutilés qu'ils ont été par les mains barbares de trop de Vandales, finira par s'écrouler tout à fait si une main puissante ne se montre qui le rebâtisse sur ses anciens fondements, tant qu'il en reste encore quelques vestiges, tout en continuant à l'enrichir de ces perles précieuses que la toute-puissance fait éclore dans tous les siècles pour l'utilité et l'ornement de chacun d'eux en particulier, n'est que le nôtre tant prôné par ses admirateurs, avec son matérialisme et son scepticisme de plus en plus révoltants, *explique tout* [1] ! Entendez-le, je ne dis pas : Écoutez-le. Ni la règle faite pour guider, ni l'ancre faite pour retenir ne sont à son usage. Fi de ces superfluités ! Il peut marcher à l'aise, lui, et même aller à la dérive; mais osons le dire : il en est de même des peuples abâtardis auxquels

[1] Combien de fois, depuis notre jeunesse, ces mots n'ont-ils pas frappé notre oreille !

seuls il appartient de contracter des al-
liances avec des peuples semblables , et,
lâches et couards , de craindre ceux qui
sont encore dans l'enfance et la virginité.
De là à l'avilissement , et de l'avilissement
à la servitude la distance se peut aisément
mesurer. Survient bientôt la barbarie , qui
se charge d'exécuter le reste.

Que servirait maintenant de décliner la
liste des moyens thérapeutiques, avec leurs
combinaisons si nombreuses et si variées,
propres à en faire une médication simple
ou complexe, qui réponde au plus grand
nombre de besoins possible pour arracher
dans beaucoup de cas , sinon dans tous ,
trop de causes, extérieures surtout, s'y
opposeront souvent , pour arracher à la
mort des victimes comme sait faire la vérité éloquente à l'échafaud ? Ne suffit-il pas
de nommer, parmi autres moyens, les alcalins [1] principalement, dont l'administra-

---

[1] Sels lixiviels; on sait que les alcalis se combi-
nent énergiquement aux acides, et jouent de même

tion est en général suivie d'effets heureux, sûrs, prompts, aussi bien que fugaces, on ne nous le contestera pas du moins ! avec quelques autres auxiliaires, rien moins qu'indispensables pourtant, mais que la sagacité d'un médecin judicieux saura bien lui suggérer, et des topiques, si l'on juge à propos, mais tout autres que ceux appliqués jusqu'à présent, le tout lorsque des moyens plus simples [1] ne paraîtront pas

le rôle de bases salifiables auxquelles il faut joindre toutes les autres substances dites aussi *alcaloïdes* qui possèdent des propriétés analogues aux premières.

C'est à la jeunesse des écoles, c'est à elle surtout à étudier sérieusement leurs diverses combinaisons et leurs effets pour arriver [par degrés à leur saine et heureuse application, et la guérison de la phthisie cessant, en se généralisant, de devenir une exception et quasi une merveille, deviendra enfin une vérité, et de celles qui, ne supportant pas l'examen, ne souffrent de même aucune contradiction.

[1] L'huile de foie de morue, par exemple, si tant est vrai qu'il puisse en exister de véritablement pure, ou autres huiles médicinales. La science, à l'heure qu'il est, en est encore à se demander si cette huile agit par les propriétés des différents éléments dont elle se compose ou si elle n'agit que par ses prin-

devoir atteindre le but qu'on se propose; et quels autres agents que les alcalins pense-t-on qui soient jamais venus à notre secours?

Mais entendons-nous dire avec dédain à quelques esprits plus que superbes [1] : Que s'avise-t-on de nous remontrer là? *Ne sus Minervam!* N'avons-nous pas usé infructueusement de tout cela? Tout beau, mes-

cipes nutritifs, hydrogénés et carbonés. Pauvre science! notre qualité d'empirique nous autorise à répondre, et pour cause, qu'elle agit par l'ensemble de la combinaison tant des propriétés de ces divers éléments que de ces derniers principes, sachant déjà pertinemment l'effet qu'a produit chez nous la simple huile d'olive à dose assez forte dans certaines circonstances, comme nous savons, à d'autres égards, celui que produit aussi dans certaines affections la rosée prise en boisson et en guise de bains. La science a-t-elle jamais connu et employé ces moyens empiriques? On ne saurait donc trop recommander l'usage de l'huile de foie de morue aux malades, et ceux à qui elle inspire de la répugnance devraient bien faire tous leurs efforts pour vaincre leur susceptibilité, de manière à en venir insensiblement à absorber la quantité nécessaire à la guérison.

[1] Odi profanum vulgus et arceo!

sieurs, et ne nous fâchons pas. La cause
que je plaide le demanderait moins que
toute autre, si la colère pouvait jamais être
de saison. Nous savons donc ce que la
science a conseillé, ce que la théorie a
prescrit en tout genre et ce qu'on a peut-
être plus ou moins pratiqué dans le premier degré de la phthisie. Nous avons lu
aussi que dans les derniers degrés ces
moyens ne pouvaient plus être employés.
Magister dixit. Je vois l'endroit. Mais qui
vous a garanti que cette médication [1] devait
alors être abandonnée comme impuissante ?
Apparemment c'est parce qu'elle ne répon-
dait pas à votre attente au début. Nous le
croyons sans peine, quoi que vous ayez pu
faire, si vous ne l'avez bien fait. Aussi
nous garderons-nous de donner le nom de
traitement à des prescriptions qui ne font

[1] La médication par les alcalins, et la science était
dans le vrai; puisse-t-elle y revenir sérieusement!
puissent aussi la méthode et l'assurance ne plus lui
faire défaut!

que favoriser le rétablissement, pense-t-on peut-être! non, mais favoriser uniquement la force d'inertie; et comme ce fidèle gardien du troupeau ramenant toujours ses moutons sur le terrain, je me vois contraint de vous ramener sur le vôtre[1].

Mais plus que condescendant de ma nature, je veux bien admettre que la science ait mis en œuvre les alcalins. Pourquoi ne pas alors avoir sauvé ses malades? Non pas que je prétende, loin de là, qu'elle doive guérir tout le monde, non assurément[2]. N'oublions pas toutefois

---

[1] Si la cause de maladies aiguës et très-dangereuses, comme les hydropisies, la fièvre hectique, etc., est une altération organique *incurable*, on doit renoncer à la cure *radicale*, et n'employer qu'un traitement *palliatif*. (*Princ. génér. de thérap.* cités par Bayle.)

Or la suppuration du poumon n'est-elle pas une affection organique incurable, selon la science? assertion toute gratuite, entièrement erronée; on se demande alors en quoi a pu consister la médication réelle, effective ou agissante.

[2] Statutum est, moriemini.

ce que je viens de dire : que, si la science
a fait quelque chose, elle ne l'a pas bien
fait. N'ayant pas qualité, il ne m'appartient pas de traiter cette question *ex pro-
fesso*, comme dit l'école, que je n'ai jamais suivie, quoique cependant j'en aie
fréquenté une autre qui ne doit rien à
celle-là, dont l'enceinte est trop étroite
pour qu'on s'y trouve à l'aise, logé que je
me sens déjà à regret dans ma prison na-
turelle d'où je m'échapperais plus que volontiers si l'ordre m'en venait, et puis, à
propos de question médicale, un empirique bien avisé ne doit pas s'aventurer
dans des régions inconnues et sans guide
pour, à coup sûr, ne faire que courir la
malheureuse chance de s'y égarer, plus
téméraire qu'il serait encore à lui de
prendre un vol qu'il ne pourrait soutenir
sans s'exposer, nouvel Icare, à tomber et
à se noyer dans des flots d'une nouvelle
espèce, ce dont Dieu le préserve. Il doit
se contenter, en s'abandonnant à sa philo-

sophie, il ne dit pas de s'élever, mais, et
ce serait déjà beaucoup pour lui, de simplement se livrer à quelques considérations
générales qui pourraient apprendre qu'encore bien qu'on ait connu plus ou moins
les moyens curatifs de la phthisie, ceux
qui les ont tentés n'ont su jusqu'à présent
en user pour le soulagement et le bien-
être de leurs semblables. Pourquoi d'abord?
Parce qu'un cerveau qui n'est ni jeune ni
vieux, à vrai dire, mais plutôt vieux que
jeune, déjà presque entièrement desséché
par la pensée et ballottant pour ainsi dire
dans sa boîte osseuse, comme un cadavre
emporté nu dans son cercueil, ne ressemble
nullement à un autre cerveau trop bien rem-
pli de sa substance; parce que le premier ni
ne pense ni n'agit comme le second, ni le
second comme le premier; car si, n'igno-
rant pas que le corps existe, on veut igno-
rer que l'esprit est; si, sachant bien que la
lettre tue, vous ne voulez pas ou vous né-
gligez de savoir que l'esprit encore est là

pour vivifier, qui vivifie, qui doit vivifier..... que, si l'isolement peut engendrer
la mort, l'union, qui cependant fait la
force, peut engendrer aussi la mort.......
De même, si une substance peut être une
cause de stérilité, je sais ce que je veux
dire, deux ou plusieurs substances, qui
cependant pourraient se corroborer l'une
l'autre, pourront aussi causer la stérilité [1].

Étrange cervelle ! diront les uns, cerveau brûlé ! diront les autres, parmi ceux
qui pourront me lire, ou les doctes et
maîtres ès sciences entre les mains desquels je pourrais tomber, nous ne com-
prenons rien à sa diction, mais, de grâce,
messieurs, vous n'avez pas lieu d'en être
surpris, si je vous ai avertis, comme je
viens de le faire, de la différence qui peut
exister entre un cerveau vide et creux

[1] Si ces paroles, qui ont déjà reçu leur sanction
plus haut, peuvent encore paraître obscures à quelques-uns, elles trouveront naturellement un surcroît
d'éclaircissement plus loin.

comme le mien et un cerveau plein et dé-
bordant comme le vôtre ; assurément nous
n'apprendrions rien à nos pareils si nous
disions de plus qu'ici-bas rien aussi ne se
ressemble exactement ; partout variété, di-
versité, partant nouveauté, sans doute
parce que l'uniformité et la monotonie
engendreraient encore la mort. Puis, ce
n'est pas dans nos écoles, pas plus que
dans la société, que j'ai pu apprendre à
parler ; je me suis vu obligé de le faire
quasi dès mon enfance, dans un monde à
part, non pas chez les rares habitants des
steppes de la Russie, encore moins chez
les Peaux rouges, mais néanmoins, et sans
aller si loin, dans un monde, si vous voulez, solitaire ou désert, même au milieu de
celui-ci. Il faut bien alors de toute nécessité que, ne pouvant avoir le goût délicat
et la tête ferme, mes paroles s'en ressentent
et respirent, comme vous pourriez le dire
du reste, d'accord en cela avec votre raison, un air quelque peu sauvage. Bien

insensé, après tout, serait celui qui ne re-
connaîtrait pas que « hors de la politesse et
des avantages dont votre monde est si-fier,
l'on peut penser, dire et faire de grandes
choses ».

Pourquoi encore n'avoir pas réussi?
Parce que, chose que la science doit savoir mieux que nous, parce qu'en fait de
médication il y a une foule de circonstances
ayant trait aux médicaments qui doivent
être prises en considération et qui néces-
sairement influeront toujours plus ou
moins sur leur action et sur l'issue du
traitement.

Nous passons sur les circonstances non
moins nombreuses relatives aux maladies
et aux malades eux-mêmes, que le père de
la médecine a si minutieusement décrites
dans une de ses lettres et dans son traité
des *Devoirs du médecin,* circonstances qu'il
importe de ne jamais perdre de vue et dont
il faut savoir tenir compte en les traitant,
desquelles circonstances nous n'entendons

pas cependant laisser la science entièrement responsable, mais dont l'étude est si
nécessaire pour ne pas s'égarer dans les
sentiers si épineux de la médecine pratique.

Nous affirmons donc qu'à ces conditions, nous ferons plus : nous osons jurer,
de par notre empirisme ou l'expérimentation qui n'est pas du domaine de la
science, ce dit-on, mais qui forme le nôtre,
nous jurons qu'à ces conditions vous mar-
cherez en avant dans les voies de la guérison de la phthisie, quel qu'en soit le degré,
à l'aide et sous l'égide des alcalins [1], *cre-*

---

[1] Sagement combinés, variés et administrés suivant les circonstances. Dans tous les cas où la guérison doit se produire, si la maladie revêt un caractère franchement aigu, quinze jours de traitement,
consécutifs ou non, et quelquefois moins, doivent
suffire pour décider de son issue, si toutefois il reste
encore assez de ressource dans l'économie [*] pour
réagir salutairement contre la médication.

Et il faut qu'on le sache bien : les malades suc-

[*] Car enfin, et voyez la prévoyance et la sagesse de la nature : n'est-il pas reconnu, d'après autopsies, que dans la

didi, propter quod locutus sum ; que c'est
là que la jeunesse surtout trouvera le salut,
et vous la joie et la satisfaction de le lui
avoir procuré : *homines enim ad deos nulla*

combent autant par l'effet d'une mauvaise nutrition,
et alors c'est de l'inanition, que des suites d'une
médication qui, au lieu d'être active et proportionnée
à l'intensité et à l'étendue du mal, mais n'étant toujours, au contraire, que purement palliative, laisse
la masse des solides ou l'organisation s'imprégner
et pour ainsi dire se farcir de jour en jour et de
plus en plus de liquides entièrement pervertis, pour
ne pas dire empoisonnés, tous produits morbides
qu'une médication convenable pourrait plus sûrement,
surtout dès le début, éliminer de l'économie, qui s'en
trouve surchargée ou plutôt comme écrasée, n'y
ayant rien qui contribue plus à augmenter la fièvre
hectique, et qui achève de déterminer le marasme
comme la suppuration d'un organe essentiel à la vie,
si, en même temps qu'on administre ce traitement
convenable, on ne le fait suivre d'un régime propre
à en favoriser l'action.

phthisie pulmonaire *tuberculeuse* proprement dite, à l'inverse de ce qui arrive dans d'autres phthisies, la médecine
en compte de six sortes, avons-nous dit en commençant, le
tissu même du poumon ou son parenchyme n'est pas altéré,
ulcéré, comme on serait tenté de le croire de prime abord et
sans plus d'examen, parce qu'il semble avoir totalement
disparu. (Voyez page 40, en note.)

*re propius accedunt quam salutem homini-
bus dando* [1], à moins que, de par la science,
vous ne vouliez continuer, comme Bretonneau de Tours [2], à laisser *probablement* la
maladie aller son train, abandonnant *sans
doute encore* à la nature le soin de la guérison [3], mais le plus souvent peut-être à
laisser mourir.

[1] Cicéron, *Pro Ligario*.

[2] Le docteur Trousseau, son élève, de regrettable mémoire, et H. Pidoux, à propos de ce médecin, mort en 1862, qui a joui d'une certaine célébrité, disent dans leurs *Éléments de thérapeutique et de matière médicale* : « On purgeait jadis dans la fièvre putride, et on guérissait ; mais quand Bretonneau eut découvert que cette fièvre était liée à un état inflammatoire des follicules de Peyer et de Brunner, il fut effrayé de l'audace des guérisseurs, et il lui fallut plusieurs années * pour oser oublier sa découverte et rentrer dans les voies de la pratique expérimentale. Aujourd'hui, il purge comme jadis ; d'autres purgent encore plus que lui, et les malades guérissent *nonobstant les menaces de l'école anatomique* et les désordres évidemment inflammatoires de la membrane muqueuse digestive. »

[3] Mais la nature, on le sait, a besoin d'être aidée.

* Qui le croirait ?

« J'ignore, disait un jour à son empi-
» rique un homme jadis poitrinaire dans sa
» jeunesse, je ne sais si j'avais encore deux
» heures ou deux jours à vivre ; mais, grâce
» à votre potion, qui, à la vérité, m'a rendu
» malade ni plus ni moins que quand on
» a une indigestion, voilà que j'ai attrapé
» la soixantaine. — Mon ami, lui répondit
» bénignement l'empirique, comme le ma-
» lade de Sénèque, vous avez désiré avec
» raison vous voir appliquer le fer et le
» feu ; j'aurais pu, sans le moindre incon-
» vénient, au lieu du rouge sombre, les
» laisser passer au rouge blanc ; mais, tout
» en me contentant du premier, je ne pou-
» vais croire encore votre tempérament
» aussi susceptible, car de deux passe-
» ports que j'avais à votre disposition,
» j'aurais pu encore, j'aurais peut-être dû
» vous délivrer le passe-port à l'intérieur,
» et je ne l'oublierai plus demain ; mais, à
» votre tour, rendez grâces à Dieu de ce
» qu'il a pris soin de me faire surtout ou-

» blier l'autre. » Quelques centigrammes de morphine [1] pour enchaîner la susceptibilité nerveuse, un mode différent d'administration, ou une autre sorte de véhicule qui aurait masqué la saveur quelque peu prononcée du remède, aurait sans doute suffi pour ne pas soulever le cœur à cet homme [2].

[1] Les sels de morphine peuvent, selon les circonstances, s'administrer à des doses très-élevées.

[2] L'effet des alcalins, avons-nous dit ci-devant, est fugace ; aussi, comme ils ne présentent aucun inconvénient immédiat, il peut être aisé d'en abuser. On a dit que leur action altérante, en se prolongeant, produisait une cachexie à laquelle on a donné le nom d'alcaline. N'allez pas jusqu'à vous effrayer de ce mot : c'est un état de faiblesse caractérisé par la perte de l'énergie physique et morale, conséquence aussi de toutes les maladies chroniques.

Nous devons connaître mieux que beaucoup d'autres l'effet des alcalins, puisque nous les avons employés pendant quatre ou cinq années à notre guérison et que nous avons même abusé de certain d'entre eux *. Un aussi long usage des alcalins dont l'exemple est peut-être unique ** ne nous a cependant

* L'azotate de potasse.

** Comment ne pourrait-il pas l'être, puisque nous sommes empirique.

Des deux sacerdoces départis à l'homme sur cette terre, vous avez embrassé, jeunes encore, et combien parmi vous en aveugles ! celui qui met entre vos mains ce qu'il a de plus cher, sa vie, qu'il rachèterait au poids

rien laissé à regretter et nous ne croyons pas que l'empirisme éclairé oserait appliquer à beaucoup près aussi longtemps nos formules, s'il les connaissait, dans la crainte d'en abuser et d'amener l'état de faiblesse avant dit *, d'autant qu'il faut laisser quelque chose à faire à la nature, principalement dans la jeunesse, où tout se rétablit promptement. Au reste, on doit, avec cette médication, bien que déjà tonique et légèrement excitante par elle-même, à raison de la nature de sa combinaison, soutenir convenablement les forces du malade, au fur et à mesure de la chute de la fièvre.

* Tant la théorie est le plus souvent fausse et trompeuse ! Est-il bien vrai et devons-nous croire qu'il se soit rencontré des hommes assez bornés pour avoir songé à soumettre l'art de guérir aux lois rigoureuses du calcul, à vouloir en faire une science en quelque sorte mathématique? Ne désespérons donc pas de nous voir quelque jour dotés par eux de la perpétuité de la vie avec celle des erreurs et des misères individuelles et sociales. M. Daguerre ne nous a-t-il pas déjà, du reste, rendus en un clin d'œil autrement vivants qu'on ne l'avait fait avant lui? Mais nous aimons mieux croire qu'ayant passé trop rapidement en lisant, nos yeux se sont trompés, et que partant nous n'avons pu bien comprendre ce qu'était le *numérisme*.

de l'or, s'il était donné à ce métal de pré-
valoir sur le fatal arrêt qui nous condamne
tous à retourner là d'où nous venons. Mais,
pour conserver intact et à l'abri des ennemis ce précieux dépôt, avez-vous déjà sérieusement considéré, sondé sa nature,
essayé seulement de connaître ses endroits faibles, ainsi que vos forces à vous-
mêmes? Que les quelques questions que je
pose ne vous embarrassent nullement, je
me chargerai d'y répondre pour vous :
vous avez vécu nombre d'années déjà dans
la société ; mais, parmi ces années, combien de moments avez-vous vécu avec vous-
mêmes, je dirai mieux, avec vous seuls?
Vous êtes-vous jamais pris au sérieux dans
le triple état de la vie sociale, civile et do-
mestique? a-t-il jamais fait l'objet de vos
investigations? avez-vous eu quelque jour,
une seule fois, une pensée profonde pour
leurs mystères, un œil scrutateur pour tous
leurs replis? J'entends me répondre : Les
livres ne nous apprennent-ils pas suffisam-

ment à connaître l'espèce humaine, avec laquelle du reste nous sommes tous les jours en contact, et les différents ressorts qui la meuvent ? Très-bien. Croyez-vous avoir tout dit. Je demanderais alors quelle sorte de livres ? Je sais l'utilité de quelques-uns, l'inutilité de beaucoup d'autres. Mais enfin je vous l'accorde encore, et je veux bien reconnaître avec vous en un sens l'utilité de tous, pas plus que je n'ignore qu'il n'est point (je voudrais pouvoir m'abstenir de prononcer ce mot), qu'il n'est point jusqu'aux immondices mêmes qui n'engendrent l'or précieux des moissons et encore : que le poison qui tue, entre des mains habiles devenu familier, ressuscite. S'il veut vous paraître que j'aie fléchi, je ne me regarde pas du moins comme vaincu, car je me sens né pour le combat [1], ma nature me le dit. Je me retire cependant... mais au petit pas... Voyez au loin derrière

[1] Si exurgat adversum me prælium, in hoc ego sperabo. *Lib. Psalm.*

moi mes retranchements, et dès à présent
je vous cite à comparaître devant cette
autre nature, ce chef-d'œuvre par excellence pour lequel je ne trouve pas de nom
convenable, que je suis cependant obligé,
comme tout le monde, d'appeler la création, au milieu de laquelle nous vivons;
ce grand livre dont nous sommes l'abrégé,
toujours ouvert pour l'instruction de tous,
plus particulièrement encore de ceux qui,
par profession, sont appelés à approcher, à
toucher de près et par beaucoup d'endroits
tous ses feuillets; combien de fois l'avez-
vous compulsé, consulté? La nature brute
et la nature cultivée, auxquelles je donne-
rais volontiers vos noms de physiologie et
de pathologie, ont-elles jamais arrêté vos
regards et fait l'objet de vos méditations?
Dans les accidents si variés qu'elles offrent
à nos yeux et dans leurs contrastes, avez-
vous jamais fait des rapprochements, établi
des points de comparaison propres à éclairer vos études? Permettez à ma basse qua-

lité d'empirique de les nommer, faute de mieux, études *physiologico-pathologiques*, je souffre assez de la peine que j'éprouve à prononcer de pareils mots qui, j'imagine, ont bien dû coûter à la science ainsi qu'à la Faculté. Vous ont-elles amenés, comme elles le devaient infailliblement, à découvrir des secrets qui, sans leur secours, nous échapperont éternellement, tant il est de leur domaine de nous les dévoiler, de nous les expliquer sans le bruit des paroles et de la discussion, comme sans aucune confusion ; aussi m'ont-elles toujours paru à elles deux l'image parfaite, la reproduction fidèle et dans tous ses détails de la vie des êtres animés qui en sont les hôtes, du moins dans mon grossier bon sens.

Oui, suis-je contraint, et ne cesserai-je de m'écrier tant que j'aurai un souffle de vie, ce n'est pas au sein du séjour étroit, obscur et bruyant des villes, loin, bien loin ! C'est dans le parcours de l'heureux

et libre séjour des champs, si brillants et
si parés qu'ils soient de richesses et de
magnificence, ou, si ingrats, si hérissés
qu'ils soient de ronces et d'épines, que la
philosophie contemplative, si elle attend
ou sollicite l'inspiration, remonte aux principes constitutifs de ce grand ensemble,
sait se recueillir et puiser la fière et mâle
indépendance de sa pensée, aidée de leur
majestueuse et imposante solitude, non
moins que de la sombre et silencieuse
profondeur des forêts, nouvelle, féconde,
plutôt inépuisable source d'enseignements
non pareils, pour interroger leur muette
mais expressive éloquence, et de là s'élever à cette hauteur de vues, à cette vigueur
de conceptions qui deviennent pour elle,
en même temps qu'une autre source de
jouissances inexprimables, une sorte d'in-
tuition des vérités qu'un voile épais déro-
bait jusque-là à ses yeux, de même qu'à
l'aube du matin et à l'approche de l'astre
du jour tombent ces myriades d'insectes

auxquels le crépuscule avait donné naissance ; de même que se hâte de rentrer
dans le creux des arbres ou des rochers la
troupe ténébreuse et aux cris lugubres des
hideux oiseaux de la nuit.

C'est alors, mais seulement alors que
vous pourrez lire et cent fois relire, toujours avec un profit nouveau, les mêmes
choses que vous saurez bientôt choisir, que
vous démêlerez aisément le vrai du faux,
le brillant du solide, et que toujours vous
y découvrirez non-seulement des idées,
mais encore des choses plutôt neuves que
nouvelles, et que les premières feront
éclore.

Que si surtout vous avez reçu en nais-
sant cette aptitude nécessaire à l'exercice
d'une profession qui principalement la demande et que vous vous trouviez de ceux
qui, nourris dès leurs jeunes années d'un
pain amer et de larmes plus amères encore, abreuvés de jour en jour de fiel et
d'absinthe, vous avez été préparés à boire

à longs traits et à vider jusqu'à la lie
la coupe fatale, mais toutefois heureuse,
de l'infortune, quels fruits non moins
heureux n'aurez-vous pas retirés d'une
raison et d'une sensibilité accrues et avan-
cées par le malheur! sur combien de
misères saignantes, dont la vue n'inspire
d'ordinaire que du dégoût, votre âme com-
patissante n'aura-t-elle pas su s'attendrir et
sur lesquelles vous aurez versé le baume
avec l'huile adoucissante! Que de douleurs n'aurez-vous pas calmées! que de
larmes séchées! que de maux dont vous
aurez du moins procuré le soulagement
lorsque la guérison aura résisté aux efforts
héroïques de votre savoir et de votre divine
philanthropie, et il n'est pas jusqu'à cette
confiance que vous aurez su inspirer qui
n'aura parfois suffi pour rappeler à la vie
ceux qu'elle était près d'abandonner. D'un
autre côté, quel précieux trésor n'aurez-
vous pas amassé! Études diverses, connaissances variées, idées lumineuses, l'ex-

périence enfin, cette maîtresse souveraine,
rien n'y manquera. Quelle maturité de
réflexion, de jugement, et partant de caractère ! Et quel espoir la science et la
société ne pourraient-elles pas fonder sur
un assemblage de tant de mérites ! Oui,
celui-là sera appelé parmi vous à de
grandes choses; il reculera les bornes de
la science véritable et étendra son domaine, si, ayant appris de bonne heure à
connaître son infinie petitesse à côté de
l'infinie grandeur, il s'est attaché à se
rendre tel que les devoirs de sa vocation
et la noblesse de l'art qu'il a embrassé
l'exigent, *Nosce te ipsum, et tu verè medicus
eris*. La gloire et l'immortalité, pour celui
aux yeux de qui elles peuvent briller d'un
certain éclat, sont à ce prix. Elles le sui-
vront et l'accompagneront d'autant plus
sûrement que le désir de devenir meilleur,
d'être utile à ses semblables et de mettre
un terme à tant de souffrances éparses,
ayant toujours été le but unique et le mo-

bile constant de ses œuvres et de son ambition, il n'aura jamais mis son faible à les poursuivre.

Mais jusque-là, et hors de cette solitude que vous aurez dû vous créer à vous-mêmes par de longues et de profondes méditations, loin du bruit des chaînes' que l'idolâtrie, l'ambition et la tyrannie des idées, toujours à la recherche d'esclaves pour les leur imposer, veulent de plus écraser de leur poids, jusqu'à ce que vous soyez enfin parvenus à fortifier cette retraite par tant de travaux divers, n'espérez jamais atteindre à l'admirable et divine puissance de guérir. Il y a là trop de mystères à confondre l'orgueil encore plus que la raison d'un homme vulgaire, encore moins devez-vous prétendre à pouvoir, comme des phares lumineux, éclairer et guider les pas tremblants et mal assurés de ceux qui sont tentés de s'engager dans une carrière où la simple méprise peut avoir des suites si funestes et l'ignorance commettre des fautes irréparables.

Je vous compare à ces feux follets ou exha-
laisons enflammées que la terre, échauffée
par les ardeurs de la canicule, laisse, durant la nuit, échapper de son sein et plus
particulièrement, dit-on, de ces lieux con-
sacrés au repos des tombeaux, roulant naturellement vers les lieux bas et maréca-
geux, propres à conduire au précipice,
ajoutent-ils, le voyageur que leur éclat
passager éblouit s'il y attache ses regards
et plus encore s'il prend pour guide leur
trompeuse lumière.

Quel que soit votre jugement, quelque
exquis que puisse être votre discernement,
vous ne serez jamais qu'un homme mé-
diocre, tant d'autres qualités étant nécessaires qui vous feront toujours défaut
pour saisir cette foule de difficultés et de
circonstances avec lesquelles il faut abso-
lument compter dans la maladie et qui
doivent régler l'emploi des moyens thérapeutiques; vous ressemblerez toujours à
un mauvais ouvrier qui jamais ne saura

mettre utilement en œuvre de beaux et bons instruments, à l'inverse de ce bon ouvrier qui, lui, pourra, avec plus de temps peut-être, faire de l'ouvrage passablement bon, même avec des outils médiocres. Ne soyez donc pas surpris si je répète et si je conclus que vos armes, quoique nombreuses et diverses au râtelier, loin de les manier avec habileté, si simples et si puissantes qu'elles soient, s'émousseraient, si elles ne finissaient pas par éclater entre les mains des imprudents qui croiraient n'avoir qu'à s'en servir au hasard, et que, si elles ne causaient point la mort, elles continueraient du moins à laisser mourir comme auparavant [1].

[1] Oui, hâtons-nous, le temps presse, car chaque jour sa faux tranchante et chaque jour menaçante abat, couche à nos côtés époux, enfants, amis, parents, et m'avertit moi-même que ma course icibas ne peut plus être longue. Hâtons-nous donc de le prêcher jusque par-dessus les toits, aux champs comme à la ville, de le crier à l'Europe entière; que les mondes qui sont séparés de nous par des

Que pourrait-il rester à faire maintenant
à cet empirique qui a déjà tant discouru,

mers ne l'ignorent plus, et que l'univers entier l'apprenne *urbi et orbi* *. Sachent tous qu'il existait depuis la création de l'homme, comme il existe encore aujourd'hui, parmi tous les remèdes que son auteur, dans son amour extrême et dans sa paternelle sollicitude pour ses créatures, sut placer à côté de leurs maux trois choses naturelles** infaillbles, on ne peut plus à notre portée, pour combattre et guérir en général une maladie qui fait le désespoir des prêtres de la science (ce mot à nous finit par nous répugner lorsque toutes sont renfermées dans ces deux mots : *nosce te ipsum,* « celui-là seul sachant quelque chose, a dit encore quelqu'un, peut-être en d'autres termes, qui sait qu'il meurt »), sorte de triple thériaque aurique des poitrinaires

---

* Audite hæc, omnes gentes; auribus percipite, omnes qui habitatis orbem, quique terrigenæ, et filii hominum, simul unum dives et pauper. (*Lib. Psalm.*)

** Ceci n'infirme en rien ce que nous avons dit en temps et lieu des produits alcalins ordinaires. A la science donc, dirons-nous derechef, de consulter les principes constitutifs de ce grand tout et ses différents règnes; de méditer sur leurs rapports avec les êtres animés qui en découlent; si l'on peut dire que la thérapeutique est ailleurs, toute la matière médicale est là, étant vrai pourtant de dire encore que la philosophie de la médecine s'y rencontre aussi, mais semblable à une reine majestueuse et puissante qui habite des palais différents dans des contrées diverses.

trop discouru, n'est que catholique, il a
débuté par le dire, il ne vienne à changer

que je me plairais à appeler ces trois choses, si
chacune d'elles ressemblait exactement à nos élec-
tuaires; que de ces trois choses l'empirisme éclairé
(on sait assez maintenant ce que c'est) n'a pas connu
l'une ou avec son dédain accoutumé n'a pas voulu
en connaître, ou l'a rejeté, nous ne savons; qu'il
n'a su que mutiler la seconde pour le peu d'usage
qu'il a pu en faire autrefois dans des cas autres que
celui de la phthisie; que l'emploi de la troisième
n'existe, comme d'autres, que dans... le dictionnaire de médecine, tout en accordant cependant,
pour être juste, cette parole du père de la science :
ars longa, vita brevis ; sachent enfin tous que, somme
toute, cette science n'a su tirer *aucun* parti *d'aucune* de ces trois choses pour la guérison de la
phthisie, à raison de laquelle ni l'une ni l'autre n'ont
même jamais été essayées. Or, la civilisation dont le
raffinement va jusqu'à la cruauté, la science qui
voulant enchérir sur la nature, la suppléer et créer à
sa place, ne devient plus dès lors qu'une négation,
cette civilisation et cette science, à ne parler que
médicalement, ont tout gâté, gâché, perverti ;
elles ont tout subtilisé au point de faire tout éva-
nouir, et l'huile, avec son amphore renversée, nous
est apparue pendant notre sommeil répandue sur le
sol; les lampes d'Israël et de Jacob se sont éteintes,
d'immenses catacombes sur-le-champ creusées, gouf-
fres obscurs et béants au-dessus desquels nous nous

de ton en dépit des détracteurs de certaine
autre médication non moins essentielle,

trouvions comme vaguement suspendu, et dont notre
regard terrifié osait à peine mesurer la profondeur,
remplis d'ossements humains, débris affreux, muets,
éloquents tout à la fois, des innombrables générations
qui venaient de passer sur la terre, d'où nous fûmes
transporté dans la grande cité, dont nous nous
mîmes à parcourir seul et sans guide, errant à l'aven-
ture, toutes les rues désertes et silencieuses comme
les tombeaux, cité autrement lugubre que la cité
des morts, au milieu d'une peste horrible, nous en
frissonnons encore, dont l'air, avec un brouillard
plus qu'infect, empoisonné, nous suffoquait, et, en
obscurcissant la lumière du jour, répandait sur
chaque habitation une lueur avec une teinte blafarde,
cadavéreuse, uniforme, qui les égalait toutes, d'où
nul être, pas un ne sortait plus, ne se montrait
même plus sur le seuil, comme si tous gisaient pêle-
mêle à l'intérieur, dormant du sommeil de la mort,
rentrés dans le néant, victimes du fléau vengeur; en
même temps nous vîmes le parvis du temple jonché
de paille, emblème de la misère et de la désolation,
et alors la cause abominable de tant de maux lamen-
tables nous ayant été dévoilée, pénétré de notre
ingratitude, le sang nous sembla s'arrêter glacé dans
nos veines, notre corps une statue de marbre : nous
nous assîmes enfin, le cœur dans la dernière des
oppressions, et bientôt l'amour et la reconnaissance
succédant à la crainte et à la terreur, nous nous

9

en dépit encore des rires moqueurs d'une
époque plus que jamais sceptique et d'une

mîmes à verser des torrents de larmes au milieu de
toutes ces ruines, telles que l'œil de l'homme n'en a
point vu jusqu'à présent, sorte de jour avant-cou-
reur de celui de l'abomination terrible, dont il nous
fut dit encore que, pour surcroît de châtiment, la
cause en serait éternellement présente à notre esprit,
et dans l'excessive amertume de notre douleur s'éleva
au-dedans de nous-même une voix triste et plaintive
qui ne cesse de répéter chaque jour :

« Comment en un plomb vil l'or pur s'est-il changé ? »

. . . .

J'entends d'ici ces deux sœurs en quelque sorte
(la civilisation et la science) par vous tant vantées,
dont vous êtes si fiers, et avec elles la foule aveugle
de ces érudits qui ne doutent de rien, n'est de tout,
esclaves du préjugé, prévenus qu'ils sont contre les
vérités les plus mathématiques, pour parler leur
langage, bases fondamentales de tout vrai savoir, se
récrier contre la possibilité de guérisons non assurément *miraculeuses* *, mais bien de l'ordre naturel ;
nous les entendons avec notre flegme quasi tout
britannique, sans les écouter pourtant, crier à la

* Nous avons le sourire sur les lèvres quand on nous écri
en ce sens. Étrange aberration, renversement d'idées, quand
les beaux esprits du siècle s'obstinent à ne pas croire aux
prodiges surnaturels sous le poids desquels s'écroula l'ancien
monde !

société soi-disant civilisée, il se trompe,
d'une civilisation gangrenée, dont on ne

chimère, eux qui ne connaissent, délicats du siècle,
avec les aises de leur esprit, que les appétits et les
satisfactions matérielles les plus grossières. Il était
donc fantastique aussi, il y a un siècle et plus, celui
qui devait le suivre avec tout ce qu'il a amené à sa
suite *le siècle où nous vivons !*..... et ce qui existe
caché, bien qu'auprès d'eux, aux yeux des orgueilleux, depuis des siècles, ne pourrait pas apparaître
un jour, demain peut-être? que savez-vous? vous
pâlissez et vous frémissez déjà, comme si votre ignorance et votre incrédulité confondues ne savaient
plus dès à présent où se cacher au jour de la
lumière qui approche, et dont elles ne pourront
plus supporter l'éclat, vous tous qui en êtes les
ennemis, et qui la fuyez pour ne rechercher que les
ténèbres, et vous y complaire ! En vérité, je vous le
dis, quoi que vous puissiez penser, *ce jour est proche,*
à vous tous, qui que vous soyez, peu nous importent
vos noms, ce qui s'appelle positions, qualités,
titres, avec tout leur vain cortége ordinaire, quelle
que soit enfin, si vous voulez, la classe à laquelle
vous puissiez appartenir, quelque nom qu'on veuille
lui donner; soyez de Paris * ou de Pékin, nous ne

* Au langage envieux, au style âpre et caustique,
D'un fils de Galien, humble et pauvre empirique,
Tu sentis aussitôt un venin de vipère,
Mais il fera ta gloire et ton bonheur, j'espère.

rencontre que trop de hideux commentaires vivants, en déployant et en portant haut et ferme l'étendard de sa croyance avec les signes distinctifs qui y sont attachés ?

Que si donc nous avions mission d'assister au chevet de quelqu'une de ces pauvres créatures aux prises avec la mort et qu'elle voulût bien nous accorder sa confiance, souffrant avec elle (qui ne sait

descendons pas aussi bas et nous ne vous estimons que ce que vous valez réellement, nous ne vous estimons que par le cœur et par la raison, lorsque pour tout le reste la mort se charge à chaque instant de niveler tous les rangs et que, quels que soient votre esprit et votre grandeur empruntés, ils doivent, en définitive, comme l'a dit un cœur éloquent avec une bouche non moins inspirée, dans un siècle à jamais sans égal, ce rien doit en définitive « se mesurer à son cercueil, qui seul le mesure au juste ».

Oui, c'est au prix du cœur et de la raison, mais à ce seul prix que nous pourrions vous supposer quelque bon sens et en tenir compte dans une certaine mesure quant à l'appréciation des paroles d'un empirique qui hors de là maintient hautement et fièrement sa devise : *Odi profanum vulgus et arceo.*

compatir aux maux que lui-même a souf-
ferts!) Malgré vos douleurs, pourrions-nous
lui dire, l'espérance, ce rayon divin, l'espérance de guérir vous anime toujours et
par là même vous soutient déjà; que jamais elle ne vous abandonne, ne perdez
jamais ce courage à qui il est donné de
grandir dans les périls; en s'exaltant il
exalte nos forces, car les deux natures
qui sont en nous se prêtent une mu-
tuelle assistance; à mon exemple, apprenez, s'il le faut, mille fois et plus à
vous roidir contre la mort, à la défier en
quelque sorte, même à la braver, et Dieu
aidant, vous triompherez tôt ou tard de la
cruelle.

A la vérité, dans la lutte incessante que
vous avez à soutenir contre votre ennemi,
vous avez besoin, condition *sine qua non,*
et qui, dans beaucoup trop de cas chez
l'indigence (mon cœur fait plus que se
serrer en y pensant), s'opposera à la guérison; vous avez besoin d'une variété de

matériaux suffisants de réparation et de
renouvellement pour compenser la perte
de vos forces et les entretenir toujours à la
hauteur et au degré voulu, afin de pouvoir
utiliser au profit de la victoire les armes
dont vous avez à faire usage pour attaquer
et chasser du logis ce même ennemi qui
depuis trop longtemps déjà s'en est rendu
maître. Or, ces matériaux abondent autour
de nous, ce sont les aliments, moins la
quantité que la qualité; les armes qu'on
vous donnera, proportionnées à vos forces
et légères à porter, certains remèdes, si
toutefois on doit leur donner ce nom, certaines substances dont la combinaison
plutôt aide à vivre en remontant les ressorts de la chimie vivante, comme dirait
un docteur, en même temps qu'elles dé-
barrasseront ses rouages des obstacles y
amoncelés et qui s'opposent à la liberté de
leur jeu, si, devons-nous ajouter, autant
votre désir de guérir est naturel et vif,
autant vous êtes dévouée de corps et d'âme

à vous astreindre rigoureusement à nos prescriptions.

Dès aujourd'hui donc, pourrais-je continuer de dire à cet être souffrant et affligé, dès cette heure même, en me consacrant à votre service, je veux être moins votre médecin que votre bienfaiteur et votre ami, ce doux nom dont je préfère que vous m'honoriez; je veux en même temps être votre défenseur contre votre ennemi, et en leur ressemblant de toutes mes forces, partager moi-même, s'il se peut, le labeur de ces anges de paix et de consolation, prodigues de leurs soins, dont l'héroïque dévouement de tous les jours, dans plus d'une calamité publique, en tout temps, sait encore aller jusqu'à trouver la mort même au delà des mers, car je sais qu'il est bien des détails qui, sans qu'on y prenne garde, contribuent puissamment à la guérison [1].

[1] Aussi Hippocrate dit-il en exposant les règles

Que Dieu surtout vous aide et vous protége, ô vous sa frêle et chétive créature qui excitez à bon droit la pitié, mais à qui sa grâce a voulu vous donner à connaître par là votre néant et son infinie grandeur; vous apprendre à ne placer qu'en lui votre confiance et votre amour, la plus noble prérogative ici-bas d'une âme vivante! Que ce même Dieu daigne tôt ou tard manifester en vous sa puissance, car la science plus ou moins éclairée, je dirai même plus ou moins inspirée, administre les remèdes, mais c'est l'auteur de la science qui les rend efficaces quand il lui plaît, car lui-même l'a dit quelque part : « Je suis le protecteur des faibles, je re-

fondamentales de la médecine pratique : « Nous nous mettons au fait de tout ce qui concerne la nature des maladies en général et la nature particulière de leurs espèces, en observant l'état du malade, le malade lui-même, ce qu'il prend, *la manière dont il est servi;* tout cela contribue à des changements en bien ou en mal*. »

* Ep., lib. I, const. 3.

lève ceux qui tombent et je redresse ceux qui sont brisés. » Et ailleurs encore : « C'est moi qui blesse, et c'est moi qui rétablis, c'est moi qui frappe, et c'est ma main qui guérit. »

Puis-je terminer, chers lecteurs, sans au moins m'excuser auprès de quelques-uns d'entre vous du ton un peu léger qui a régné parfois dans ma causerie? Qu'il ne leur paraisse même pas que nous ayons pu, avec une intention maligne et encore bien moins méchante [1], vouloir manquer

[1] S'il fut cependant un siècle dont nous avons eu occasion de parler, siècle du bon sens et du bon goût, né, parut-il, pour le redressement d'erreurs et d'abus en tout genre, où, parmi des génies de premier ordre, s'en rencontrèrent qui déversèrent à pleines mains le ridicule sur les interprètes d'une science qui semble ne reposer que sur un fatras de mots barbares, inintelligibles, tous plus effrayants les uns que les autres, moins pour les malades, devant qui on se garde bien de les prononcer, que pour ceux qui ne le sont pas, que diraient aujourd'hui ces grands hommes, s'ils revenaient parmi nous, témoins de l'exagération peut-être d'un état de choses aux dépens duquel ils égayaient déjà si spirituelle-

d'égards pour une profession dont l'exercice est déjà si pénible par lui-même et la compensation minime. Mais si cette idée ne nous est même jamais venue à l'esprit et si nous n'avons eu d'autre but que d'exciter une ardente émulation, nous leur devons du moins un aveu. C'est qu'il nous est plus pénible encore, depuis si longtemps que par pur goût nous explorons et retournons la matière en tout sens, après avoir surtout passé par tant d'épreuves et de sensations différentes, témoin attentif que nous avons été des souffrances de tant de malheureux dont il nous était donné de reconnaître, et pour ainsi dire de toucher du doigt et leurs

ment notre société française, et qui pis est d'une médecine à la mode *.

* La mode est un tyran dont rien ne nous délivre;
A son bizarre goût il faut s'accommoder;
Mais, sous ses folles lois étant forcé de vivre,
Le sage n'est jamais le premier à les suivre
Ni le dernier à les quitter.

PAVILLON.

causes et leurs endroits en même temps
que leurs remèdes, c'est qu'il nous va à
l'âme de voir, par le manque d'études thérapeutiques solides et soutenues, comme
nous l'avons dit en commençant, la médecine pratique rester stationnaire, lorsque nous avons la conviction profonde
qu'avec elles disparaîtraient dans plus
d'un cas des difficultés dont on s'effa-
rouche trop aisément et qui n'en sont réellement pas, tandis que sans elles on est
incapable d'aborder résolûment certaines
affections que l'imagination dénature et
grossit, mais qui diminueraient singuliè-
rement de gravité s'il était donné de pouvoir les approcher de plus près.

Que s'il nous était permis de conclure :
Donnez à l'empirique qui vient de parler,
donnez une salle de phthisiques dans un
hôpital bien organisé, pourrions-nous dire
à la science officielle et classique, et vous
qui la représentez, qui que vous soyez,

prêtres ou ministres, mais tous serviteurs zélés du grand Apollon, non moins que de son fils Esculape, retirez-vous quelque temps vers ces dieux qui vous sont si chers ; profitez du délai qu'ils vous accordent pour vous recueillir et vous amender, en invoquant leurs lumières dans leur temple ; préparez-vous-y à vous rendre dignes de leurs faveurs, à recevoir leurs divines et salutaires inspirations, et à en profiter à l'avenir pour le salut et le bonheur de vos malheureux frères ! A votre retour, vous direz sans doute que l'heureux changement survenu chez la majorité de vos malades est dû à....., aux seules tendances de l'organisme, car que pourriez-vous dire autre chose ? Nous nous contenterons de répondre une dernière fois avec le père de l'art : « Les vrais malades guérissent quelquefois sans médecin, mais ne guérissent pas pour cela sans médecine. » En effet, nous savons tous plus d'un patient qui n'a pas guéri avec les prescriptions de son docteur, mais qui a guéri par les conseils de son..... curé.

« Votre tâche est remplie, m'avez-vous
» dit, ô mon ami, vous autrefois témoin
» de mes souffrances; vous avez dressé le
» plan, rassemblé les matériaux et fait plus
» que jeter les fondements solides d'un
» édifice dont vous aimez mieux pour le
» moment laisser à d'autres le soin de dis-
» poser et d'arranger les différentes pièces
» pour lui donner sa forme et en achever
» le couronnement. Je ne redirai pas, avez-
» vous ajouté, ce que nous savons tous
» deux : nous construisons, et un autre
» jouit à notre place. Il arrivera qu'un de
» ces hommes se disant docteur, mais rien
» moins que guérisseur jusque-là, pas
» même empirique, usurpera un jour votre
» œuvre [1] et s'attribuera la gloire de l'avoir

[1] Ombres sacrées de plusieurs, nés, semblâtes-vous, rares dieux de la terre, pour y faire succéder la lumière aux ténèbres, il n'est donc que trop vrai

» fondée. Mais tandis que ce ravisseur su-
» bira intérieurement le sort réservé à tous
» ceux de son espèce, vous seul aurez vé-
» ritablement recueilli la satisfaction et la
» jouissance qui attendent toute bonne ac-
» tion comme en étant la plus douce ré-
» compense. »

En vérité, j'aime à le répéter, je le redis à tous, le jour de la délivrance n'est pas éloigné, il est proche, il arrive.

En terminant, nous croyons être agréable à nos lecteurs si nous mettons sous leurs yeux le morceau remarquable que l'illustre Bordeu a écrit sur la thériaque d'Andro-

que vos âmes nobles et généreuses, dont la terre était indigne, n'y apparurent que pour y partager aussi, par un glorieux privilége, le fardeau de ses crimes et de ses iniquités, que pour y être en butte à la spoliation de vos droits les plus sacrés, aux persécutions et aux ignominies, comme si, par un secret jugement de la justice éternelle, elle semblait ne vous réserver ici-bas, pour toute récompense de vos travaux et de votre mérite, qu'un châtiment immérité.

maque, dans ses *Recherches sur l'histoire
de la médecine*. L'esprit qui l'a dicté dis-
pense de tout commentaire à son égard.
Chacun se dira qu'il est l'expression de la
médecine du bon sens comme du désintéressement. C'est là, sans nul doute, un
sincère hommage rendu à l'empirisme
grossier par un homme, mieux encore, par
un médecin loyal, franc et sincère, plus
digne, à notre avis, que tant d'autres
grands hommes d'honorer véritablement
le Panthéon de l'humanité :

« Andromaque, médecin de Néron, fit
» un assemblage énorme de toutes sortes
» de drogues. On ne sait quel génie le
» conduisit à cette composition. Ce ne fut
» pas la méthode, qu'il devait connaître
» assez pour sentir et craindre le ridicule
» des mélanges qu'il faisait, mais qu'il ne
» connaissait pourtant pas assez pour le
» détourner de son entreprise ; il combina
» toutes les formules des empiriques ; il fit
» un composé monstrueux qui dure encore

» et qui durera toujours, qui toujours sera
» l'écueil de tous les raisonnements , de
» tous les systèmes et qu'on ne bannira
» jamais; la thériaque est pour ainsi dire
» suivant le cœur, suivant l'instinct ou sui-
» vant le goût de tous les hommes.

» Il me semble que la thériaque, qui
» tient essentiellement des liqueurs spiri-
» tueuses et qui ne peut être suppléée en
» partie que par le vin et ses préparations,
» contient éminemment toutes les parties
» nécessaires dans les incommodités et
» dans beaucoup d'accidents des maladies.
» Elle console la nature , elle la remet dans
» tous les cas de langueur, de faiblesse ,
» de tristesse; elle réveille les fonctions de
» l'estomac, toujours en faute dans les
» maladies; elle excite dans les corps un
» tumulte d'ivresse nécessaire pour vaincre
» les dérangements de ce viscère impor-
» tant, qui est à tant d'égards un des cen-
» tres de la vie, de la santé et de l'exercice
» de toutes les fonctions. Elle réussit dans

» mille cas qui semblent opposés, parce
» qu'elle a mille côtés favorables à la santé ;
» elle réunit, pour ainsi dire, tous les
» goûts possibles de tous les estomacs.

» J'en suis fâché pour la théorie et pour
» les médecins de toute autre secte que
» *celle des empiriques.* Ils l'attaqueront tant
» qu'ils voudront ; ils prouveront que cette
» composition n'a pas le sens commun sui-
» vant les règles de la bonne pharmacie,
» mais le langage de tous les siècles est
» plus fort que les plus belles dissertations.
» Andromaque fit un chef-d'œuvre néces-
» saire à l'espèce humaine et non moins
» utile aux animaux, lorsqu'il imagina ou
» qu'il ramassa les matériaux de la thé-
» riaque.

» Ce médecin serait bafoué parmi nous
» s'il voulait répondre à toutes les objec-
» tions de théorie qu'on pourrait faire à sa
» composition. Il ne serait pas reçu ba-
» chelier dans nos écoles ; mais son remède
» est invoqué partout. J'ai vu pendant plu-

— 114 —

» sieurs années donner chaque soir un bol
» de thériaque à tous les malades de l'hô-
» pital de Montpellier, tandis que les écoles
» de cette métropole retentissaient d'in-
» vectives contre cette composition.

» J'ai vu donner de la thériaque et même
» à très-forte dose dans toutes les incom-
» modités, dans tous les ménages, par
» toutes les vieilles gens d'expérience, et
» j'ai vu réussir cette manœuvre dans beau-
» coup d'occasions où je n'aurais su quel
» parti prendre en suivant les indications
» puisées dans les principes de la théorie.
» Quelle vogue n'ont pas prise de nos jours,
» au milieu de Paris, des formules qui
» n'étaient que des diminutifs de la thé-
» riaque ou des cordiaux plus ou moins
» actifs! Combien d'efforts ceux mêmes
» qui décriaient ces formules n'ont-ils pas
» faits pour les imiter!

» Je connais un médecin qui prétend
» prouver un jour qu'on a plus employé,
» pendant ces dix dernières années, de

» drogues chaudes dans Paris qu'on n'en
» avait employé pendant les trente années
» précédentes ; cet emploi s'est fait par
» ceux mêmes qui décriaient ceux qui ont
» remis en vogue l'usage que nos grands-
» pères faisaient des remèdes chauds, c'est-
» à-dire de la thériaque, du vin et des
» résines qu'on y dissolvait.

» Tous les volumineux éloges de l'eau
» pure, le grand nombre de guérisons
» qu'on lui a attribuées, l'usage immo-
» déré qu'on en a fait, n'ont pu détourner
» l'instinct des hommes incommodés et
» malades de la pente qu'il a pour les
» cordiaux et pour les drogues actives qui
» raniment la vie, qui aident à en suppor-
» ter le fardeau. Si les malades se sont ac-
» coutumés à craindre les remèdes échauf-
» fants et à courir après ce qui rafraîchit ;
» si l'histoire de la circulation et les sco-
» larités de l'inflammation ont appris à
» connaître le feu et la gangrène, et les
» engorgements, et la suppuration, et les

» petits vaisseaux, ce n'est, il faut en con-
» venir, que du préjugé seul que partent
» ces craintes. Il faut le plus souvent des
» remèdes qui aident à vivre, qui donnent
» des forces, qui remuent les passions né-
» cessaires dans les différents états où les
» hommes se trouvent.

» C'est à la médecine à trouver ces re-
» mèdes. L'eau qui rafraîchit, la diète qui
» affaiblit, sont sous la main de tout le
» monde. La thériaque et ses diminutifs,
» le vin et ses diverses combinaisons ré-
» veillent l'activité et soutiennent la vie au
» lieu de l'affaiblir. Il est pourtant vrai
» qu'il y a quelques occasions où les vrais
» cordiaux sont des aqueux ou relâchants.
» Telles sont, par exemple, les maladies
» aiguës. »

A côté de ce morceau, et à l'appui de ce
que nous avons dit en commençant sur
l'*avenir de la médecine,* on peut placer en
regard et lire avec infiniment d'intérêt les
feuilletons scientifiques que M. Aristide

Roger publie depuis quelque temps sur la *médecine de l'avenir,* dans le journal *l'Histoire,* avec le beau naturel qui le distingue et le charme séduisant que cet heureux médecin sait mettre à sa diction dans toutes ses causeries médicales.

Quare fremuerunt gentes et populi meditati sunt inania.

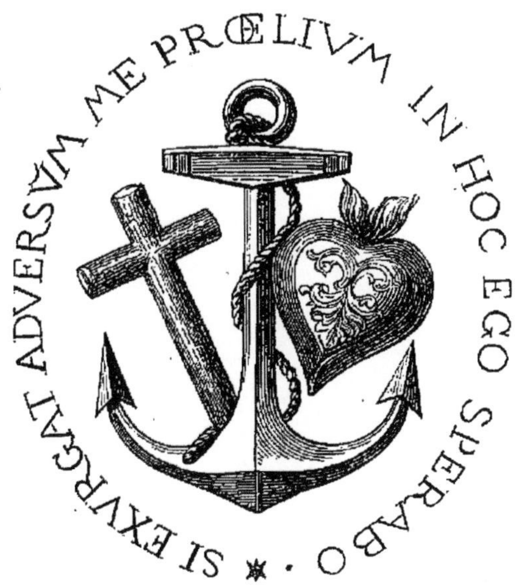

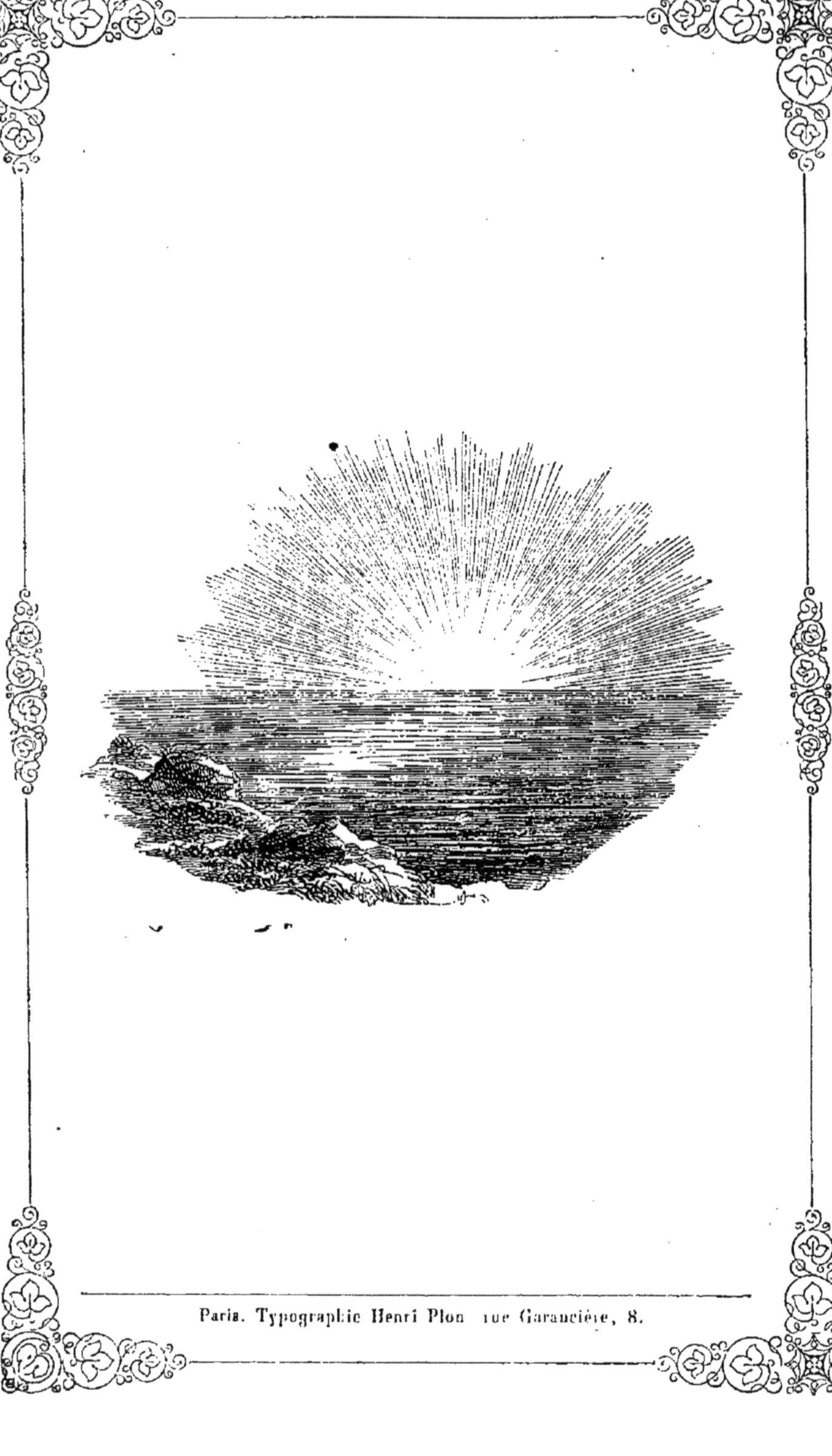

Paris. Typographie Henri Plon, rue Garancière, 8.

www.ingramcontent.com/pod-product-compliance
Ingram Content Group UK Ltd.
Pitfield, Milton Keynes, MK11 3LW, UK
UKHW020615180726
13836UKWH00009B/1891